Erich Kasten

Mein Trainingsbuch Lebensfreude

Die Ab-in-den-Müll-Kur für Ihre Depressionen

Ausschluss-Klausel

Der Inhalt dieses Buches dient nur informativen und bildenden Zwecken. Diese Seiten stellen keine medizinische Therapie für Ihre Probleme oder Ihre Störung dar. Diese Informationen sollten nicht benutzt werden anstelle oder als Ersatz für professionelle medizinische oder psychotherapeutische Behandlung oder professionelle Beratung. Wenn sie Informationen aus diesem Buch umsetzen, stellen sie damit kein Therapeuten-Patienten-Verhältnis mit dem Autor des Buches her; Sie tun dies auf eigene Verantwortung und eigenes Risiko.

Erich Kasten

Mein Trainingsbuch Lebensfreude

Die Ab-in-den-Müll-Kur für Ihre Depressionen

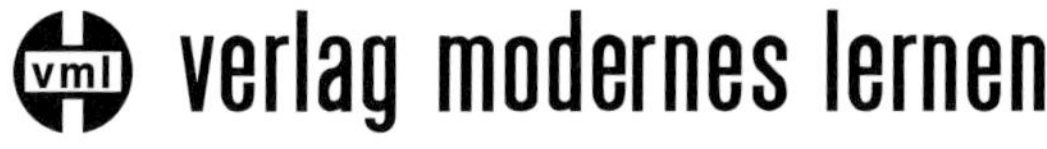

Unser Buchprogramm im Internet: www.verlag-modernes-lernen.de

Externe Links: Der Verlag weist ausdrücklich darauf hin, dass eventuell im Text enthaltene externe Links vom Verlag nur bis zum Zeitpunkt der Buchveröffentlichung eingesehen werden konnten. Auf spätere Veränderungen hat der Verlag keinerlei Einfluss. Eine Haftung des Verlages ist daher ausgeschlossen.

Warenzeichen: Die Wiedergabe von Gebrauchsnamen, Handelsnamen, Warenbezeichnungen und Ähnlichem berechtigt nicht zu der Annahme, dass solche Namen ohne Weiteres von jedermann benutzt werden dürfen. Vielmehr handelt es sich häufig um gesetzlich geschützte, eingetragene Warenzeichen, auch wenn sie nicht eigens als solche gekennzeichnet sind.

Veröffentlicht in der Edition:
verlag modernes lernen Borgmann GmbH & Co. KG
Schleefstraße 14 · D-44287 Dortmund

Gesamtherstellung in Deutschland: Löer Druck GmbH, Dortmund

Bestell-Nr. 5231 ISBN 978-3-8080-0792-1

Inhalt

EINLEITUNG

Ein nettes Hallo erstmal,

ich glaube, es ist eine prima Idee, dass Sie dieses Buch lesen möchten, denn das ist sicherlich der erste Schritt aus einer, wie ich mit einer an Wahrscheinlichkeit grenzenden Sicherheit vermute, belastenden Lebensphase heraus zu kommen.

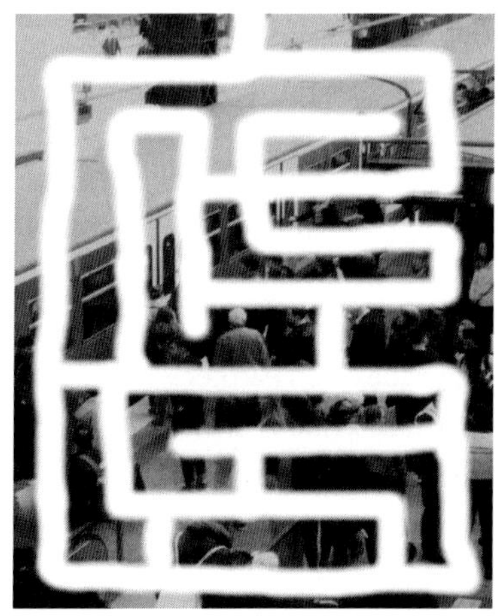

Gerade in verkorksten Lebenssituationen schiebt man es oft vor sich her, daran zu arbeiten wie man da herauskommt. Man weiß, dass man sich irgendwo total im Labyrinth des Lebens verirrt hat, man fühlt sich machtlos, handlungsunfähig oder sogar versteinert und oft fehlen ganz einfach Kraft und Motivation damit anzufangen, das eigene Leben zu verändern. Die Lektüre dieses Buches ist ein guter Anfang. Die hier enthaltenen Übungen und Tipps wurden in den letzten 30 Jahren zusammen mit Patienten entwickelt und immer weiter ausgebaut und jeder, der mit den Aufgaben gearbeitet hat, hat davon profitiert.

Nicht alle Übungen sind für jeden geeignet, dazu gibt es zu viele verschiedene Gründe, unzufrieden mit seinem Leben zu sein. Ihr Job ist es herausfinden, welche Methoden Ihnen am besten helfen.

Und: Lassen Sie sich Zeit! Dies ist kein Buch, das man mal so eben flink von vorne nach hinten einfach nur durchliest. Wichtig ist, die einzelnen Methoden, Tipps und Tricks in Ruhe auszuprobieren, regelmäßig anzuwenden und den Erfolg abzuwarten.

Um es gleich ganz ehrlich zu sagen: Es gibt kein „*Hexhex*", um schlechte Laune von heute auf Morgen verschwinden zu lassen. Um ein glücklicher Mensch zu werden, muss man bereit sein, an sich selbst und an seiner eigenen Persönlichkeit zu arbeiten. Das Buch umfasst viele Übungen, z. T. sollen Fragen beantwortet werden, Sie müssen Tagebuch führen, um Auslöser für gute und schlechte Tage zu finden oder Aufgaben lösen. Das Durcharbeiten dieses Buches ist nur sinnvoll, wenn Sie diese Übungen wirklich machen und nicht einfach nur durchlesen und gleich wieder in alte Muster verfallen. Wollen Sie an sich arbeiten?

WO LIEGEN MEINE PROBLEME ?

In dieser ersten Übung wollen wir zunächst einmal eingrenzen, wo Ihre Probleme und wo die Ressourcen liegen. Bitte beantworten Sie mal ganz ehrlich die folgenden Fragen:

[Leider ist es nicht möglich, hier Fragen zu allen Lebensbereichen zu stellen, die Sie vielleicht belasten, daher sind am Ende dieses Fragebogens noch einige Zeilen frei, in denen Sie selbst etwas eintragen können. Einige Dinge werden auf Ihr Leben nicht zutreffen, die können Sie einfach frei lassen.]

FRAGE	... und damit geht es mir:
Ich habe einen Partner ...	☹ mies ☺ weder/noch ☺ prima
Ich habe **keinen** Partner ...	☹ mies ☺ weder/noch ☺ prima
Ich habe einen Job ...	☹ mies ☺ weder/noch ☺ prima
Ich habe **keinen** Job ...	☹ mies ☺ weder/noch ☺ prima
Ich habe Kinder ...	☹ mies ☺ weder/noch ☺ prima
Ich habe **keine** Kinder ...	☹ mies ☺ weder/noch ☺ prima
Ich habe Freunde ...	☹ mies ☺ weder/noch ☺ prima
Ich habe **keine** Freunde ...	☹ mies ☺ weder/noch ☺ prima
Kontakt zur Verwandtschaft ...	☹ mies ☺ weder/noch ☺ prima
kein Kontakt zur Verwandtschaft ...	☹ mies ☺ weder/noch ☺ prima
Ich habe ein Hobby ...	☹ mies ☺ weder/noch ☺ prima
Ich habe **kein** Hobby ...	☹ mies ☺ weder/noch ☺ prima
Ich habe ein Haustier ...	☹ mies ☺ weder/noch ☺ prima
Ich habe **kein** Haustier ...	☹ mies ☺ weder/noch ☺ prima
Ich treibe viel Sport ...	☹ mies ☺ weder/noch ☺ prima
Ich treibe **keinen** Sport ...	☹ mies ☺ weder/noch ☺ prima
Ich bin weitgehend gesund ...	☹ mies ☺ weder/noch ☺ prima
Ich bin oft krank ...	☹ mies ☺ weder/noch ☺ prima
Ich habe oft Schmerzen ...	☹ mies ☺ weder/noch ☺ prima
Ich habe ein finanzielles Polster ...	☹ mies ☺ weder/noch ☺ prima
Ich habe Schulden ...	☹ mies ☺ weder/noch ☺ prima

FRAGE	... und damit geht es mir:		
Ich habe ein Haus / Wohnung ...	☹ mies	😐 weder/noch	☺ prima
In meinem Ort/ Ortsteil fühle ich mich	☹ mies	😐 weder/noch	☺ prima
Ich habe ein attraktives Gesicht ...	☹ mies	😐 weder/noch	☺ prima
Ich habe **kein** attraktives Gesicht ...	☹ mies	😐 weder/noch	☺ prima
Ich habe eine gute Figur	☹ mies	😐 weder/noch	☺ prima
Ich bin zu schlank oder zu dick ...	☹ mies	😐 weder/noch	☺ prima
Ich bin recht intelligent ...	☹ mies	😐 weder/noch	☺ prima
Ich bin **nicht** besonders intelligent ...	☹ mies	😐 weder/noch	☺ prima
Ich bin ruhig und ausgeglichen ...	☹ mies	😐 weder/noch	☺ prima
Ich bin oft reizbar, aggressiv ...	☹ mies	😐 weder/noch	☺ prima
Ich bin selbstbewusst, mutig ...	☹ mies	😐 weder/noch	☺ prima
Ich fühle mich eher minderwertig ...	☹ mies	😐 weder/noch	☺ prima
Ich bin eher ein offener Mensch ...	☹ mies	😐 weder/noch	☺ prima
Ich bin eher verschlossen ...	☹ mies	😐 weder/noch	☺ prima
Ich bin eher dominant ...	☹ mies	😐 weder/noch	☺ prima
Ich ordne mich lieber unter ...	☹ mies	😐 weder/noch	☺ prima
Ich bin ein fleißiger Mensch ...	☹ mies	😐 weder/noch	☺ prima
Ich bin eher faul und träge ...	☹ mies	😐 weder/noch	☺ prima
Veränderungen finde ich toll ...	☹ mies	😐 weder/noch	☺ prima
Veränderungen mag ich gar **nicht** ...	☹ mies	😐 weder/noch	☺ prima
Kritik lasse ich mir gefallen ...	☹ mies	😐 weder/noch	☺ prima
Bei Kritik flippe ich aus ...	☹ mies	😐 weder/noch	☺ prima
In meiner Freizeit faulenze ich ...	☹ mies	😐 weder/noch	☺ prima
In meiner Freizeit arbeite ich meist ...	☹ mies	😐 weder/noch	☺ prima
Sexuell bin ich offen, aktiv ...	☹ mies	😐 weder/noch	☺ prima
Sexuell bin ich verklemmt, passiv ...	☹ mies	😐 weder/noch	☺ prima
Ich nehme **keine** Drogen/Alkohol ...	☹ mies	😐 weder/noch	☺ prima
Ich nehme Drogen / Alkohol ...	☹ mies	😐 weder/noch	☺ prima
Ich ...	☹ mies	😐 weder/noch	☺ prima
Ich ...	☹ mies	😐 weder/noch	☺ prima
Ich ...	☹ mies	😐 weder/noch	☺ prima

Wenn Sie diesen Fragebogen nun ausgefüllt haben, dann schreiben Sie hier die wesentlichsten Problembereiche noch einmal heraus. Das sind die, wo Sie das „☹ mies“ ganz fett angekreuzt haben. So ist es übersichtlicher und Sie können später ab und zu nachlesen, auf welche Bereiche Sie sich zukünftig fokussieren sollten, um Ihre Lebensqualität zu erhöhen. Versuchen Sie nun die Probleme hierarchisch zu ordnen, d. h. an oberster Stelle kommt das Problem, das Sie am meisten belastet. Die Nummer 2. ist dann das zweitrangige Problem usw. Die zweite Spalte bleibt zunächst leer, die brauchen wir erst später:

PROBLEM	
1.	
2.	
3.	
4.	
5.	

Das sind nun also die fünf wichtigsten Lebensbereiche, die Sie jetzt zunächst einmal angehen müssen, um eine Basis zu schaffen. OK, wahrscheinlich waren diese Problembereiche Ihnen sowieso schon vorher bewusst, aber etwas Systematik hilft hier. Sein Leben zu verändern ist wie ein Hausbau, ein Plan schadet dabei definitiv nicht. Die Kunst besteht ab jetzt darin, diese einzelnen Bereiche systematisch abzuarbeiten.

„Wer nicht will, findet Gründe; wer will, findet Wege“ sagt ein Sprichwort. Mein früh an Krebs verstorbener Kumpel Ringo (er hieß nur mit Spitznamen so, aber das spielt jetzt keine Rolle, ich möchte ihn hier nur zitieren und ihm zeigen, dass ich ihn nicht vergessen habe) sagte oft: *„Du hast immer zwei Möglichkeiten im Leben.“* Das habe ich im Gedächtnis behalten und es hat mir oft geholfen. Sobald man ein Problem in seinem Leben erst einmal klar erkannt hat, gibt es wirklich immer zwei Möglichkeiten:

(1) Zum einen kann man sich damit abfinden. Das sieht sich auf den ersten Blick doof aus, aber manche Sachen kann man nicht ändern. Wenn zum Beispiel Ihre genetische Ausstattung dazu geführt hat, dass Sie sehr groß oder sehr klein geraten sind und Sie glauben, deswegen keine Partnerin oder keinen Partner zu finden, dann ist es verschwendete Zeit, jahrelang darunter zu leiden, den falschen Körperbau zu besitzen. Wenn Sie sympathisch sind und einen netten, offenen und verständnisvollen Charakter haben, werden Sie auch dann einen Partner finden, wenn nicht alles an Ihnen perfekt ist.

(2) Die zweite Möglichkeit besteht logischerweise darin, an der Sache zu arbeiten, die Sie belastet. Fast immer gibt es Möglichkeiten, sein Leben zu verändern. Oft sind wir nur blind gegen die Chancen, die diese Welt uns bietet. Wenn z. B. ganz oben in der Liste steht, dass Sie sich zu dick finden, dann lässt sich daran etwas ändern. Schieben Sie die Lösung dieses Problems nicht ewig vor sich her, in der Hoffnung, dass das Schicksal oder der Zufall das von alleine lösen wird. Wenn Ihr Selbstbewusstsein davon untergraben wird, dass Sie sich zu dick fühlen, dann gehen Sie zur Ernährungsberatung und zu einer Selbsthilfegruppe und beginnen Sie abzunehmen. Wenn Sie sich nicht attraktiv finden, dann lassen Sie sich beraten, was Sie an Ihrem Äußeren verändern können. Vielleicht ist es besser, zwei Jahre sein Geld zu sparen und sich dann eine Schönheitsoperation zu gönnen als sich sein Leben davon kaputt zu machen, dass man immer glaubt, mit einer hässlichen Nase herumlaufen zu müssen. Wenn Sie sich selbst als „nicht intelligent“ eingestuft haben, dann besuchen Sie Aus- oder Fortbildungen und lernen etwas dazu. Wenn Sie Probleme mit Alkohol oder Drogen angekreuzt haben, dann raffen Sie sich auf, gehen Sie zu einer Selbsthilfegruppe und lassen sich dort helfen, mit dem Konsum dieser Stoffe aufzuhören. Wenn Sie keinen Partner haben, dann überlegen Sie, wo und wie man einen Partner finden kann.

Jetzt gehen wir nochmal zurück zu der Tabelle auf der letzten Seite mit den wichtigsten Problemen. Vielleicht fällt Ihnen jetzt schon ein, was man da unternehmen könnte? Schreiben Sie erste Ideen in die zweite Spalte.

Eigentlich sollten wir hier Ihre Probleme gar nicht so breit trampeln. Viel wichtiger ist es zu erfahren, wo Ihre Stärken liegen, welche Ressourcen haben Sie?

Kein Mensch ist nur schlecht, nur unfähig; wir alle haben auch positive Seiten. Gehen Sie den Fragebogen nochmals durch und schreiben Sie hier die 5 wichtigsten Punkte auf, bei denen Sie ein „☺ prima" angekreuzt haben. Das sind die Lebensbereiche, die Sie stützen.

[Sollten Sie zu der Spezies von Mensch gehören, die hinsichtlich ihrer eigenen Vorzüge zwei dicke Scheuklappen aufhaben und die gar nichts mit „prima" angekreuzt haben, dann gehen Sie noch einmal die Fragen durch, bei denen weder/noch angekreuzt wurde. Was davon ist vielleicht doch eine Stärke? Was könnte man als Ressource ausbauen?]

1. ______________________________

2. ______________________________

3. ______________________________

4. ______________________________

5. ______________________________

OK, Danke. Ich bin ja (mehr oder weniger aus Versehen) Professor von Beruf geworden und diese Berufsgruppe leidet unter einer Erkrankung, die man gemeinhin „Logorrhoe" nennt, auch „krankhafte Geschwätzigkeit" oder „Sprechdurchfall" genannt. Ich werde nun auf den nächsten Seiten eine Vorlesung über die Psychopathologie der Depressionen halten, sowie über medikamentöse und andere Therapieformen. Diese Informationen sind wichtig zum Verständnis, aber möglicherweise ist Ihnen das im Moment einfach zu trocken, zu theoretisch und zu kompliziert. Es ist völlig OK, wenn Sie diese Seiten zunächst einmal überschlagen und mit der ersten Übung („Ich bin der Boss") weitermachen. Ganz weglassen sollten Sie diese Infos aber bitte nicht; sie sind wirklich wichtig: Den Feind „schlechte Laune" kann man umso besser bekämpfen, je mehr man über ihn weiß!

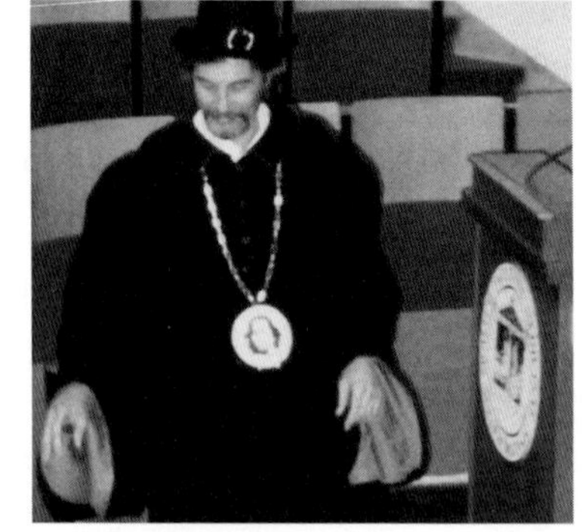

CARMEN KANN NICHT MEHR

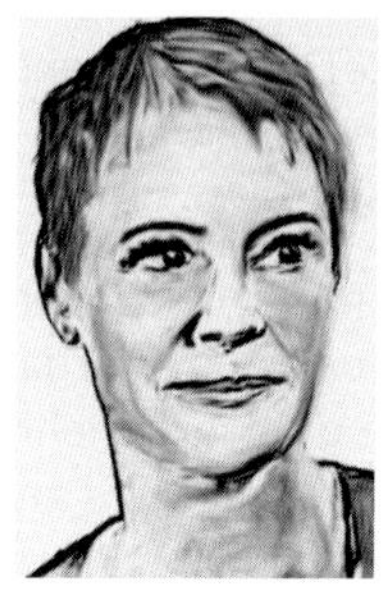

Die 38-jährige Carmen ist als Maschinenführerin einer Fabrik tätig. Die Arbeit geschieht im Akkord unter starkem Stress bei erheblicher Hitze in einer Halle mit rund 60 Arbeitern; der Lärm ist massiv. Die regelmäßige Arbeitszeit läuft im Schichtsystem von 06:00 bis 14:00 oder von 14:00 bis 22:00 Uhr. Die schweren Teile einzuspannen ist körperlich anstrengend. Die meisten Maschinen haben mehrere Bahnen gleichzeitig; sobald ein Teil eingespannt ist, bearbeitet die Maschine dieses zwar automatisch, Carmen muss aber gleichzeitig auf einer anderen Bahn das nächste Teil einsetzen. Unter dem Stress wird ihr dann manchmal übel; sie muss trotzdem weiterarbeiten, eine Ersatzkraft für ihre Maschine sieht das Schichtsystem nicht vor. Nach der Arbeit hat sie durch die stundenlange gebückte Haltung solche Rückenschmerzen, dass sie kaum noch aufrecht gehen kann. In ihrer Schicht arbeiten fast nur Ausländer, überwiegend Polen; außer ihr gibt es nur eine einzige andere deutsche Arbeiterin. Da die Kolleginnen sich auch in den Pausen auf Polnisch unterhalten, hat sie selten einen Gesprächspartner und fühlt sich als Außenseiterin. Carmen ist alleinstehend, sie hat weder Partner noch Kinder, dafür aber umfangreiche Schulden, die sie ihrem inzwischen geschiedenen Ehemann zu verdanken hat, der spielsüchtig war. Es handelt sich um eine fünfstellige Summe und um da herunter zu kommen, wird sie noch Jahre brauchen, in denen sie sich nichts leisten kann. Um die Schulden schneller abzubezahlen fährt sie häufig Sonderschichten. Versuche eine neue Partnerschaft aufzubauen hat sie längst ad acta gelegt. Die muskulöse, großgewachsene Arbeiterin mit ihrem praktisch-kurzen Haarschnitt ist den meisten Männern nicht feminin genug. Über soziale Kontakte verfügt sie inzwischen gar nicht mehr, ehemalige Freundschaften haben sich längst verflüchtigt, denn nach der Arbeit fühlt sie sich völlig ausgelaugt und bekommt gerade noch Einkauf und Haushalt hin. Eine der wenigen angenehmen Verhaltensweisen ist das Essen, sie erleidet in Stunden der Einsamkeit und inneren Leere regelrechte „Fressattacken". Da sie alleine lebt, fällt das niemandem auf. Die Wochenenden hasst sie wegen der Langeweile; hängt dann zu Hause herum, surft im Internet und geht abends unzufrieden ins Bett, da sie den ganzen Tag nichts Sinnvolles getan hat.

Seit Jahren funktioniert sie nur noch auf einem geradezu apathischen Level, steht morgens wie ein Roboter auf, erfüllt ihre Pflicht. Wie ein Roboter fühlt sie sich auch innerlich: leer. Es gibt nichts Positives mehr in ihrem Leben, nichts Schönes, worauf sie sich freuen kann. Eines Tages geht auch das mechanische Aufstehen nicht mehr. An einem Montagmorgen Anfang November klingelt der Wecker um 04:30 vergeblich;

Carmen ist schon seit Stunden wach, sie schafft es aber einfach nicht aus dem Bett zu steigen. Sie hat keine Kraft mehr und beginnt darüber nachzudenken, welchen Sinn ihr Leben eigentlich hat und ob es überhaupt einen Sinn hat? Um kurz nach halb Acht ruft jemand bei ihr an, Carmen hat keine Energie ans Telefon zu gehen und mit Wem-auch-immer zu reden. Sie liegt im Bett, starrt an die weiß-getünchte Decke und denkt darüber nach, was die beste Methode wäre, sich von diesem trüben Leben zu verabschieden. Sie kann nicht mehr. Sie mag nicht mehr. Sie will nicht mehr.

Ihnen ist wahrscheinlich längst aufgefallen, warum Carmen einfach nicht mehr weiter weiß. Niemand von uns kann jahrelang nur funktionieren, für andere da sein, seine Pflicht tun und immer noch mehr und noch mehr und noch mehr arbeiten. Der Mensch ist in Jahrmillionen der Evolution zwar hochgradig an Stress angepasst, aber rund um die Uhr nur Hektik zu haben, hält auf die Dauer niemand aus. Das ist das Yin und Yang des Lebens; solange man für jede Belastung ein positives Gegengewicht setzt, hält sich das seelische Gleichgewicht die Waage.

Sie können jetzt an dem Fallbeispiel mit Sicherheit klar sagen, was bei Carmen schief läuft. Aber haben Sie mal über Ihr eigenes Leben nachgedacht? Achten Sie in diesen modernen Zeiten darauf, etwas für sich selbst zu tun? Wirklich für sich selbst? Oder sind Sie selbst schon längst zur Arbeitsmaschine mutiert? Zum Sklaven von Arbeit, Haushalt, Familie? Tun Sie alles für alle anderen, aber nichts für sich?

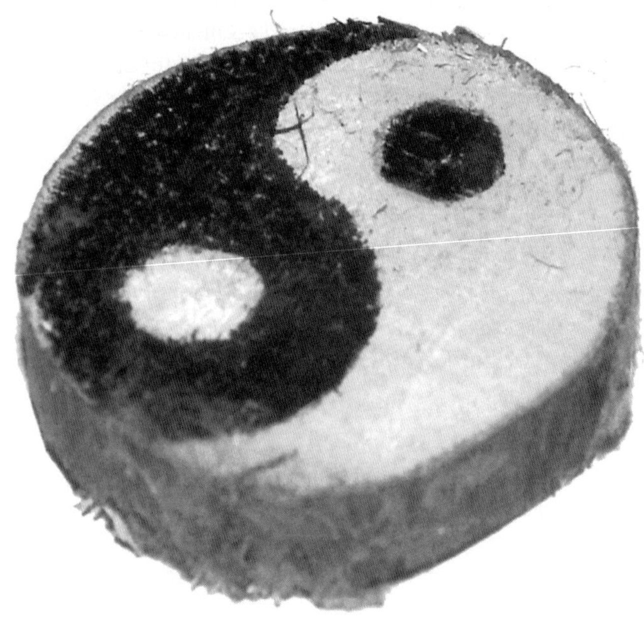

BIN ICH ETWA DEPRESSIV?

Liebe, Glück, Fröhlichkeit, Wut, Hass, Angst, Ekel, Neid, Eifersucht, Traurigkeit, Wehmut, Melancholie, Liebeskummer und Depressionen – jeder kennt sie und sie gehören nun einmal zum menschlichen Leben dazu. Mao Tse-tung, von dem die wenigsten Leute wissen, dass er auch Philosoph war, schrieb in seiner Theorie zum dialektischen Materialismus, dass jedes Ding nur dadurch existiert, weil es auch ein Gegenteil gibt. Glück empfinden wir also nur deshalb als Glück, weil wir auch Phasen der Traurigkeit erlebt haben. In den meisten Fällen wechselt unsere Stimmung hin und wieder, aber es kann auch längere Phasen geben, in denen man sich in seiner Haut einfach nicht mehr wohlfühlt. Ursache kann eine Depression sein, die allerdings sehr unterschiedliche Tiefe haben kann. Angefangen von leichter Unlust und Motivationslosigkeit am Montagmorgen bis hin zur völligen Lähmung jeder Lebensenergie.

Nachdem sie ihre Depressionen überwunden hatte, beschrieb die Schriftstellerin Karin Lüke in ihrem Buch „Seele in Beton" 1987 den Zustand eines völligen Verlusts jeglicher Lebensfreude sehr treffend: *„Meine Depression war für mich nicht greifbar und beschreibbar und doch existent, ein Zustand zwischen Leben und Tod. Ich war weder tot noch lebendig. Oft genug trennte mich nur ein kleiner Schritt vom Nichts. Der Krankheitsverlauf endet nicht zwangsläufig mit dem Ableben, aber die Unerträglichkeit der Depression schrie in mir förmlich nach Erlösung, egal welcher Art. Ich war eine armselige Kreatur, die zwischen Himmel und Erde schwebte und sich ausgestoßen und einsam fühlte. [...] Herrliche Düfte erschienen mir abscheulich. Gutes Essen erregte Ekelgefühle. Die tägliche Pflege war kaum zu bewältigen, zumal ich sie für völlig überflüssig hielt. Meine Gedanken beschäftigten sich mit dem Tod. [...] Der Morgen war beim Erwachen schon so schlimm, dass ich am liebsten die Augen für immer geschlossen hätte. Meine Gedanken kreisten ständig um den eigenen Zustand. Tägliche Besorgungen machen, Einkaufen, Autofahren, Unterhaltungen usw. – die Reihe kann unendlich fortgesetzt werden – waren einfach unmöglich."*

Depressionen sind ein Feuer, das sich selbst ernährt. Je depressiver ein Mensch wird, umso weniger Energie hat er, um aus dem Gefühl der Sinnlosigkeit heraus zu kommen. Depressionen zeigen sich durch mehrere typische Symptome, die allerdings nicht alle bei jedem Patienten vorkommen müssen. Ob und ggf. in welchem Ausmaß Sie möglicherweise depressiv sind, können Sie feststellen, wenn Sie in dem folgenden, kurzen Fragebogen einmal ankreuzen unter welchen Symptomen Sie häufig leiden:

	nie	selten	manchmal	oft	immer
Trübselige Stimmung	0	1	2	3	4
Fehlendes Selbstvertrauen	0	1	2	3	4
Häufige Ängste	0	1	2	3	4
Rückzug von Freunden	0	1	2	3	4
Verminderte Leistungen	0	1	2	3	4
Ständige Schlappheit	0	1	2	3	4
Gefühl innerer Leere	0	1	2	3	4
Konzentrationsschwäche	0	1	2	3	4
Gedächtnisschwierigkeiten	0	1	2	3	4
Keine Zukunftsperspektive	0	1	2	3	4
Schlafstörungen	0	1	2	3	4
Morgentief	0	1	2	3	4
Appetitlosigkeit	0	1	2	3	4
Fehlendes sex. Interesse	0	1	2	3	4
Ständiges Grübeln	0	1	2	3	4
Handlungsunfähigkeit	0	1	2	3	4
Interesselosigkeit an allem	0	1	2	3	4
Schuldgefühle	0	1	2	3	4
Gefühl der Wertlosigkeit	0	1	2	3	4
Selbstmordgedanken	0	1	2	3	4
SUMME Ihrer Punkte:					

Maximal erreichbar sind 80 Punkte. Bei weniger als 20 Punkte sind Sie mit einiger Sicherheit nicht depressiv; unter 40 Punkte kann man als Schwankungen der Befindlichkeit abhaken, denn jeder Mensch hat ja nun mal gelegentlich auch so seine dunkle Stunden, das ist weitgehend normal. Wenn Sie 40 Punkte und mehr erzielt haben, dann ist dieses Buch auf jeden Fall richtig für Sie. Falls Sie mehr als 60 Punkte erzielt haben, sollten Sie den Rat eines Fachmannes (Psychiater oder Psychotherapeut) suchen und ggf. auch über die Einnahme eines antidepressiven Medikamentes nachdenken, insbesondere wenn Sie von Suizidgedanken geplagt werden. Dieser kurze Fragenkatalog ersetzt natürlich keinen vollständigen, standardisierten Fragebogen für Depressionen. Auf einigen Internetseiten kostenlos abrufbar ist z. B. das „Beck's Depressions Inventar" (BDI), ein anerkanntes und auch in Kliniken häufig benutztes Testverfahren, um zu prüfen in welchem Ausmaß jemand wirklich depressiv ist.

WELCHE ARTEN VON DEPRESSIONEN GIBT ES?

Bier ist nicht gleich Bier, Schnaps ist nicht gleich Schnaps und Depression ist auch nicht gleich Depression. Wie bei fast allen Dingen gibt es viele unterschiedliche Sorten.

Stimmungsschwankungen sind normal; denn der Mensch ist kein hochwertiges Industrie-Kugellager, das immer gleich rund läuft. Auch der psychisch völlig gesunde Mensch ist nicht stets nur fröhlich und gut drauf. Am Montagmorgen kann einen die bevorstehende Arbeitswoche nerven, am freien Sonntag ist man oft besser gelaunt. Die meisten Menschen sind bei Sonnenschein fröhlicher als beim Grau-in-Grau des regnerisch-trüben Novemberwetters. Solche Gefühle schwingen meist nur leise im Hintergrund mit, es gibt aber Lebensphasen, in denen sie das Erleben beherrschen: Wie hat sich das angefühlt als Sie das letzte Mal frisch verliebt waren? Hatten Sie schon mal so richtig fetten Grund zur Eifersucht? Ebenso ist Trauer nach dem Verlust eines geliebten Menschen eine völlig normale Gefühlsreaktion, die wir brauchen, um Abschied zu nehmen.

Eine Depression unterscheidet sich im Schweregrad und in der Dauer von normalen Stimmungsschwankungen. Während beim psychisch Gesunden die trübe Stimmung meist nach ein paar Stunden oder ein paar Tagen wieder verdunstet, bleibt sie in einer Depression lange Zeit bestehen.

Die Internationale Klassifikation psychischer Störungen (ICD) fasst in der als „F3" bezeichneten Gruppe die sogenannten „affektiven Störungen" zusammen. Affektiv bedeutet hier, dass die Betroffenen unter Schwankungen ihrer Affektivität, d. h. ihrer Stimmung leiden. Man trennt nach Art der Stimmungsschwankungen folgende Subtypen:

Die **reaktive Depression** entsteht als Reaktion auf ein belastendes Lebensereignis, etwa Durchfallen durch eine Prüfung, Verlust der Arbeitsstelle usw. Diese reaktiven Depressionen sind eher leicht und verschwinden meist nach Tagen oder Wochen wieder von alleine.

Trauer ist eine spezielle Form der reaktiven Depression. Auslöser ist meist der Tod einer nahestehenden Person, aber auch Trennung vom Partner kann dazu führen. Typisch ist, dass es zunächst zu einer Art Schockzustand mit akuter Belastungsreaktion kommt. Erst daran schließt sich dann eine depressive Phase an mit den üblichen Symptomen einer Depression. Über „Trauerarbeit" lernt der Betroffene, den Verlust allmählich zu verarbeiten.

Unipolare Depression: Aus normalen Stimmungsschwankungen heraus wird man immer melancholischer, trauriger, zieht sich vom sozialen Leben zurück.

Es bestehen Motivationslosigkeit und Inaktivität. Man spricht hier auch von einer **depressiven Episode**, weil der Zustand eine typische Verlaufsform hat und sich in der Mehrzahl der Fälle auch ohne Therapie wieder irgendwann bessert. Nach einem Zeitraum zwischen Wochen und Monaten erreicht die Stimmung den absoluten Tiefpunkt. Die Betroffenen sind unfähig, ihre Gefühle zu fühlen und empfinden ihr Leben als sinnlos. In dem Fragebogen oben würden sie fast auf alle Fragen die 3 oder die 4 ankreuzen. Nach diesem Tiefpunkt bessert sich der Zustand langsam wieder. Etwa nach 3 bis 6 Monaten kehrt die Lebensenergie meist wieder zurück. Irgendwann erreicht der Patient wieder den Zustand des psychisch Gesunden mit normalen Stimmungsschwankungen. In seltener Fällen kann eine solche depressive Episode aber auch ein Jahr oder noch länger andauern. Bei schweren Verlaufsformen spricht man aus dem englischen Sprachgebrauch heraus hier von einer *„major depression"*. Manche Betroffene neigen dazu, solche depressiven Episoden mehrfach im Leben durchmachen zu müssen; hier spricht man von **rezidivierenden depressiven Episoden**.

» *Es ist so schwarz in mir.*
So einsam.
So kalt.
So leer.
Zugleich glühend grell.
Ich löse mich auf
in bodenloser Traurigkeit.
In namenloser Verzweiflung.
Es ist, als würde meine Seele zerfleischt.
Ich weiß mich nicht zu retten.
Ich weiß nicht wohin.
Ich weiß nicht heraus aus mir.
Weil die Mauern um mich immer dicker werden. [N. P.]

Der Begriff **endogene Depression** ist heute eher ungebräuchlich geworden. Mit diesem Terminus wurde früher eine Form der Depressivität bezeichnet, für die man absolut keinen Anlass in den Lebensumständen des Betroffenen finden konnte. Alles läuft eigentlich ganz gut, dennoch wird der Patient immer melancholischer. Der Begriff „endogen" besagt hier, dass die Depression ohne äußere Ursache von innen heraus kommt und unterscheidet sich damit von „**exogenen** Depressionen", die einen fassbaren Anlass in Lebensumständen oder Krankheiten haben.

Oft zeigt sich am Ende einer depressiven Episode eine sogenannte **manische Nachschwingung**. Hier fühlt sich der Betroffene, vermutlich durch die Überwindung der Depression, so glücklich, dass er euphorisch und geradezu aufgedreht wirkt. Diese manische Nachschwingung verliert sich dann nach kurzer Zeit automatisch.

Bipolare affektive Störung (manisch-depressive Erkrankung): Interessanterweise kann auch Fröhlichkeit krankhaft sein. Im Anschluss an eine depressive Episode sind die Betroffenen über Wochen oder Monate übersteigert aktiv, sie sind beseelt von einem inneren Drang nach Aktivität, schlafen kaum noch, reden ohne Unterlass, sind voller hochtrabender (aber meist undurchführbarer) Pläne. Diese Aufgedrehtheit und Fröhlichkeit werden irgendwann so übersteigert, dass sie bei weitem nicht mehr normal sind.

In einigen Fällen zeigt sich hier die Symptomatik eines **„rapid cycling"**. Bei diesen Betroffenen wechselt die Stimmung von total depressiv zu total manisch-überdreht innerhalb weniger Wochen, manchmal in wenigen Tagen.

Bei Patienten mit **Zyklothymie** finden sich ähnliche Stimmungsschwankungen, die zwar deutlich stärker sind als beim psychisch Gesunden; die Ausprägung dieser Stimmungsschwankungen ist aber bei weitem noch nicht so stark, dass man von einer regelrechten manisch-depressiven Erkrankung sprechen könnte.

Dysthymie ist eine psychische Störung, bei der die Betreffenden zwar nur leichte bis mittelgradige Anzeichen einer negativen Stimmung zeigen, das aber über Jahrzehnte hinweg. Viele waren schon als Kind eher verschlossen und sind auch als Erwachsene unfähig, sich lauthals am Leben zu erfreuen. Die Betroffenen wirken immer etwas trübselig, missgestimmt und unzufrieden und neigen dazu, alles schlecht zu reden jedoch ohne den phasenhaften Verlauf der depressiven Episode.

Bei der **„double depression"** entwickelt sich, oft auf der Basis schlimmer Lebensereignisse, bei Patienten mit einer Dysthymie dann noch die oben beschriebene unipolare Depression, sie sind quasi doppelt depressiv.

Im Verlauf einer **Manie** schwankt die Stimmung nur in eine Richtung; d. h. die depressive Episode fehlt. Die Patienten werden immer aktiver, sie haben – wie bei der bipolaren Störung – hochtrabende Pläne, die nicht wirklich durchführbar sind, aber oft besitzen die Betroffenen so viel Überzeugungskraft, dass man ihnen hohe Kredite finanziert (die sie klassischerweise gar nicht zurückzahlen können, wenn die manische Phase zu Ende geht). Zunächst wirken sie glücklich, fröhlich und euphorisch, dann aber werden sie immer überdrehter, schla-

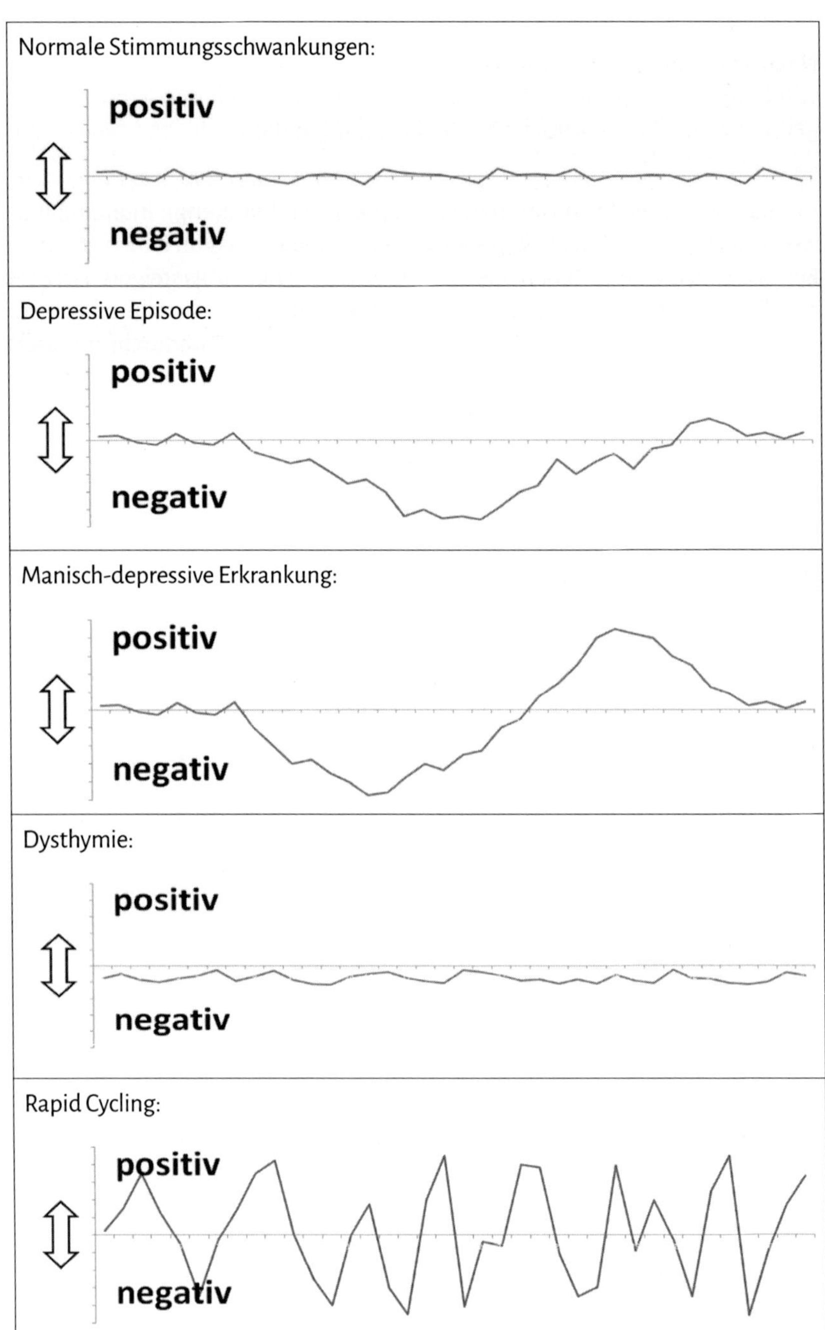
Normale Stimmungsschwankungen:
positiv
negativ
Depressive Episode:
positiv
negativ
Manisch-depressive Erkrankung:
positiv
negativ
Dysthymie:
positiv
negativ
Rapid Cycling:
positiv
negativ

fen kaum noch, die Ideen werden regelrecht größenwahnsinnig, so dass der Umwelt irgendwann auffällt, dass hier etwas absolut nicht stimmt.

Neben dieser Einteilung in unterschiedliche Arten einer Depression, stuft die Internationale Klassifikation von Krankheiten (ICD) Depressionen heute im Wesentlichen nach dem Schweregrad ein. Man unterscheidet die leichte, mittelgradige und schwere Depression. Außerdem fragt diese Klassifikation danach, ob die Depression eine einmalige Episode ist, ob sie bereits mehrfach aufgetreten ist (rezidivierend) oder anhaltend bestehen bleibt (chronisch).

Darüber hinaus gibt es noch einige Sonderfälle, die mitunter als Diagnose auftauchen. Hierzu gehören zum Beispiel:

Burnout: Dieser früher auch als „Erschöpfungsdepression“ bezeichnete Totalausfall aller Systeme gilt als Folge von hoher Arbeitsbelastung bei gleichzeitig schlechten Arbeitsbedingungen. Die Betroffenen haben jahrelang unter Zeitdruck bzw. bei Projekten unter einem zu eng gesteckten Zeitrahmen geschuftet. Entweder ist das Betriebsklima insgesamt schlecht oder die Erkrankten haben individuell keine tragfähigen Beziehungen zu den Kollegen aufbauen können. Risikofaktoren sind z. B. Schichtarbeit, insbesondere mit Nachtschicht, undurchschaubare Kompetenzen und Arbeitsabläufe mit mangelhafter Kommunikation, sowie häufige organisatorische Umstellungen. Die Betroffenen können immer schlechter abschalten, es entstehen Schlafstörungen durch das Gefühl innerer Unruhe, d. h. ständig „unter Strom“ zu stehen. Im weiteren Verlauf kommt es dann zu Konzentrations- und Gedächtnisstörungen mit der Folge, dass auf der Arbeit Fehler gemacht werden und dadurch weiterer Druck hinzu kommt. Schon alleine aufgrund des Schlafmangels reagieren die Betroffenen immer gereizter. Meist entwickeln sich psychosomatische Beschwerden wie Anfälle von Herzrasen, Engegefühl beim Atmen, Verdauungsstörungen mit häufiger Übelkeit, oft auch chronische Rückenschmerzen oder andere orthopädische Beschwerden (etwa Schulterschmerzen bei Sekretärinnen). Nicht selten entstehen in dieser Phase fehlgeleitete Selbstbehandlungsversuche durch Alkohol, Drogen oder Beruhigungsmittel. Die Mehrzahl der Patienten ist so stark leistungsorientiert, dass sie krampfhaft versuchen standhaft weiter durchzuhalten, obwohl sie schon lange innerlich das Gefühl haben, nicht mehr zu können. Es fehlt dann nur noch ein Tropfen, der das Fass zum Überlaufen bringt; dies kann z. B. ein Ehestreit, ein Bagatell-Unfall mit dem Auto oder ein grippaler Infekt sein. Nun kommt es zum Zusammenbruch, der Betroffene kann einfach nicht mehr. Typische Symptome sind körperliche Kraftlosigkeit, Unfähigkeit sich zu konzentrieren, Gefühle im Leben versagt zu haben, psychovegetative Übererregung z. B. mit Lärmempfindlichkeit, sozialer Rückzug von allen Beziehungen und andere Symptome einer Depression:

Veronique war Marktleiterin in der Filiale einer Supermarktkette. Hier musste sie bei personeller Unterbesetzung zum Teil 12-14 Stunden täglich arbeiten. Nicht selten kam sie erst zwischen 21:00 und 24:00 Uhr nach Hause, da sie auch nach Ladenschluss noch Bestellungen und Abrechnungen erledigen musste. Gleichzeitig sollte sie morgens bei Öffnung des Marktes schon wieder anwesend sein. Aufgrund von Personalmangel musste sie zudem, obwohl sie als Marktleiterin eingesetzt war, nicht selten direkt im Verkauf aushelfen. Zum Teil war sie bis zu 100 Std. pro Woche (!) in dem Supermarkt. Überstunden wurden weder bezahlt, noch konnte sie diese durch Freizeit ausgleichen, sie sind im höheren Gehalt eines Marktleiters bereits pauschal enthalten. In dem Versuch, den Anforderungen gerecht zu werden, überlastete Veronique sich zunehmend mehr. Bitten an die Geschäftsleitung, mehr Personal einzustellen, um sie zu entlasten, wurde nicht entsprochen: Personal kostet Geld und der Markt muss konkurrenzfähig beiben! Im Gegenteil, der Druck nahm weiterhin zu, da die Patientin infolge der Überlastung dann Fehler machte und den Überblick verlor, z. B. indem notwendige Bestellungen nicht rechtzeitig erfolgten und die Kunden vor leeren Regalen standen. Zunehmend mehr wirkte dieser Berufsstress sich auch negativ auf die Partnerschaft aus. Veronique erlitt dann im Sommer einen totalen psychovegetativen Zusammenbruch, sie weinte nur noch, wurde apathisch und war völlig handlungsunfähig. Sie entwickelte massive Ängste davor, wieder den Supermarkt leiten zu müssen und zog sich sozial von ihrem Umfeld völlig zurück.

Burnout ist oft eine bessere Diagnose als Depression, da die Ursache hier nicht in der erkrankten Person, sondern in belastenden Lebensumständen gesehen wird. Während der Depressive gerne als psychisch krank eingestuft wird, sind es beim Burnout gesellschaftliche Strukturen, die krank machen. Diese Zuschreibung entlastet den Kranken.

Larvierte (somatoforme) Depression: Die Patienten verstecken ihre Depression hinter körperlichen Symptomen und haben Schwierigkeiten zuzugeben, dass sie eine psychische Erkrankung haben. Berichtet werden ständig wechselnde körperliche Symptome wie z. B. Atem-, Herz- oder Verdauungsbeschwerden.

Agitierte Depression: Diese Patienten wirken eher aufgeregt, oft sind sie aggressiv, laut, beschuldigen andere und regen sich massiv auf, wirken dabei aber lebendig. Dennoch steckt dahinter eine Depression, oft mit der Neigung zu spontan selbstschädigenden Verhaltensweisen.

Psychotische Formen der Depression: In seltenen Fällen kann es im Verlauf einer depressiven Episode auch zu psychotischen Symptomen kommen. Psychosen sind eine Erkrankung, bei der Wahnvorstellungen und Halluzinationen vorkommen. Solche depressiven Patienten steigern sich z. B. in einen Schuldwahn hinein und glauben, nur durch ihren Tod könne man die Erde von allem

Bösen bereinigen. Andere leiden unter Krankheitswahn und sind fest davon überzeugt unter stetig neuen körperlichen Erkrankungen zu leiden. Ärzte, die natürlich keine organische Verursachung finden, werden als unfähig dargestellt. Nicht selten tritt auch ein Beziehungswahn auf, bei dem die Betroffenen zufällige Begebenheiten auf sich selbst beziehen und sich in den Gedankengang hineinsteigern, man wolle sie ausspionieren und ihnen schaden. Einsicht in die Irrealität ihrer abstrusen Vorstellungen besteht in der Regel nicht. Den Wahn kann man den Patienten nicht ausreden, ganz im Gegenteil stellt man sich dadurch auf die Seite der (eingebildeten) Feinde und die Depressiven verlieren das Vertrauen. Mitunter kommen hier auch Halluzinationen vor, die Betroffenen hören z. B. Stimmen, die ihnen sagen wie unwert ihr Leben ist. Diese Stimmen werden als von außen kommend empfunden, zu der Einsicht, dass sie aus dem eigenen Kopf stammen, ist der Patient nicht fähig. Die Betroffenen gehören zum Facharzt für Psychiatrie und bedürfen meist eines stationären Aufenthaltes in einer Klinik, wo sie unter Aufsicht stehen und wo ihnen geholfen werden kann.

Prämenstruelles Syndrom (PMS): Infolge der Hormonumstellung von Östrogen und Progesteron kurz vor Einsetzen der monatlichen Regelblutung machen viele Frauen eine Phase durch, in der sie extrem launisch sind. Das Verhalten schwankt zwischen allen denkbaren Polen der Stimmung von aggressiv über liebesbedürftig bis depressiv; mit Einsetzen der Regel lässt diese emotionale Labilität wieder nach. Obwohl es eigentlich „prämenstruell", d. h. vor-der-Menstruation heißt, treten diese Stimmungsschwankungen bei vielen Frauen auch erst nach Abschluss der Regelblutung oder zum Zeitpunkt des Eisprunges auf.

Prämenstruelle dysphorische Störung (PMDS): Die Symptomatik ist ähnlich wie bei der PMS, aber sehr viel stärker ausgeprägt und länger anhalten. Die Symptomatik der PMDS setzt in der Regel kurz nach dem Eisprung ein und bleibt dann in der gesamten zweiten Zyklushälfte bis zum Einsetzen der Regelblutung bestehen. Typisches Symptom ist eine extreme emotionale Labilität, oft mit plötzlichem Umschlagen der Stimmung von einem Extrem ins andere.

Baby Blues oder **Wochenbettdepression**: Kurz nach der Geburt eines Kindes verändert sich der Hormonstatus der frischgebackenen Mutter so stark, dass depressive Symptome auftreten können. Das Baby ist rosig und gesund, die Mutter heult. Diese Form der Depression verschwindet meist nach einigen Tagen wieder.

Involutionsdepression: Durch die Hormonumstellung in den Wechseljahren kommt es zu einer depressiven Symptomatik. Hier helfen oft Hormonpräparate. Solche durch die Wechseljahre bedingte Depressionen sind nicht selten. Falls Sie jetzt (a) weiblich und (b) um die 50 Jahre herum sein sollten, sollten Sie ruhig einmal Ihren Hormonstatus überprüfen lassen. Bei solchen hormonell bedingten Formen der Depression helfen Medikamente (z. B. bioidentische Hormone) oft schneller und besser als jahrelange antidepressive oder psychologische Therapien. Falls Sie männlich und im selben Alter sind, schadet es nichts, den Testosteronspiegel prüfen zu lassen. Auch ein Mangel des männlichen Hormons Testosteron kann depressionsähnliche Folgen nach sich ziehen.

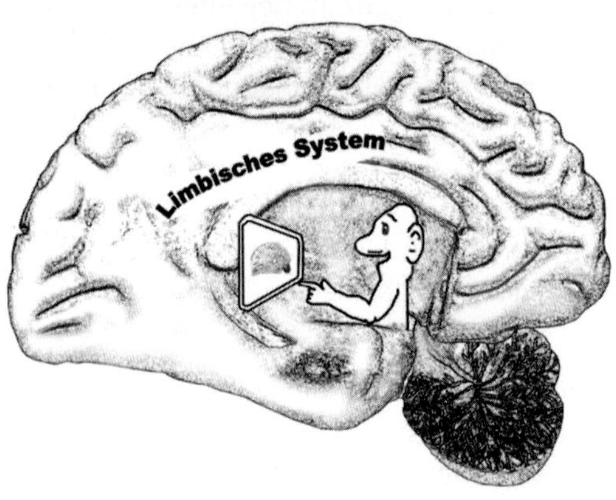

Im Zentrum unseres Gehirns liegt der Thalamus, dieser pflaumengroße Kern ist die wichtigste übergeordnete Steuerzentrale unseres Denkens. Bogenförmig darum herum befindet sich das „Limbische System", das wesentlich für Gefühle und Stimmungen verantwortlich ist.

Hirnorganisch bedingte Depressionen: Im menschlichen Gehirn gibt es Zentren für alle Gefühle: Lust, Liebe und Glück wie auch Zorn, Hass, Aggression und natürlich auch Melancholie, Traurigkeit und Depression. So ist zum Beispiel die „Amygdala" ein Knotenpunkt, der unter anderem ausschlaggebend für Ängste ist und der „Nucleus accumbens" ein Bündel an Neuronen im Belohnungssystem des Gehirns, die für Glück zuständig sind. Diese Zentren stehen in der Regel in ausgewogener Balance zueinander und reagieren vordringlich auf Umweltereignisse. Durch eine Schädigung des Gehirns, z. B. durch einen Unfall mit Schädelbruch, eine Entzündung des Gehirns oder einen Hirntumor, kann dieses Gleichgewicht kippen. Wenn das Euphorie-Zentrum dadurch in seiner Funktion gestört wird, gewinnt das Depressions-Zentrum ein Übergewicht. Obwohl die Patienten oft nur leichte Schäden haben, wirken sie apathisch, unlustig, missgestimmt und haben aus sich heraus kein Interesse etwas zu tun. Wird im umgekehrten Sinne das Depressionszentrum geschädigt und dadurch in seiner Funktion geschwächt, sind die Patienten, oft trotz massiver kognitiver Defizite, übermäßig fröhlich, distanzlos und strahlen eine läppische, oberflächliche Heiterkeit aus:

Seit einer Hirnschädigung konnte einer meiner Patienten seine Impulse nicht mehr steuern, etliche Male bekam er regelrechte „Tobsuchtsanfälle" aufgrund geringfügiger

Frustrationen. So regte er sich einmal darüber auf, dass sein Sohn sein Zimmer nicht aufgeräumt hatte und wurde so aggressiv, dass er den (vom Sohn selbst gebauten) Computer herunterschmiss, ein Regal völlig abräumte und mehrere Gegenstände zerschlug. Ein anderes Mal, auf dem Weg zum Dachboden, deren Luke er mit einer Hakenstange öffnen wollte, rastete er aufgrund einer überflüssigen Bemerkung seiner Tochter so aus, dass er die Stange mehrfach gegen die Wand schlug, bis diese zerbrach.

 DER ENGEL IM GEHIRN

„Ich diskutiere oft mit mir selbst, aber ich bekomme nur selten Recht dabei."

Die neurobiologische Sichtweise ist wichtig, um zu verstehen, warum man sich mit sich selbst streiten kann.

Die am Endes des letzten Kapitels beschriebenen hirnorganisch bedingten Depressionen führen zu einem anderen wichtigen Aspekt: Auch der Mensch besitzt uralte Hirnteile, die aus einer Zeit vor Millionen von Jahren stammen, in denen unsere tierischen Vorfahren noch in den Sümpfen lebten. Man bezeichnet diese Teile des Gehirns gerne als „Reptilienhirn", denn sie sind aggressiv, primitiv und gefräßig. Diese Hirnteile liegen gut versteckt tief im Inneren unseres Schädels. Da Krokodile selten reden können, beeinflusst dieses Reptilienhirn unser Verhalten über Gefühle. Im Lauf der Evolution hat der Mensch ein Großhirn entwickelt, das sich wie der Kopf eines Champignons über diese uralten Hirnteile stülpt. Dieses als „Telencephalon" bezeichnete Nervengewebe ist die Grundlage für rationale Intelligenz. Hier sind Humanität, moralische Vorstellungen, Einfühlungsfähigkeit und Hilfsbereitschaft beheimatet. Man nennt es deshalb gerne das „Engelsgehirn".

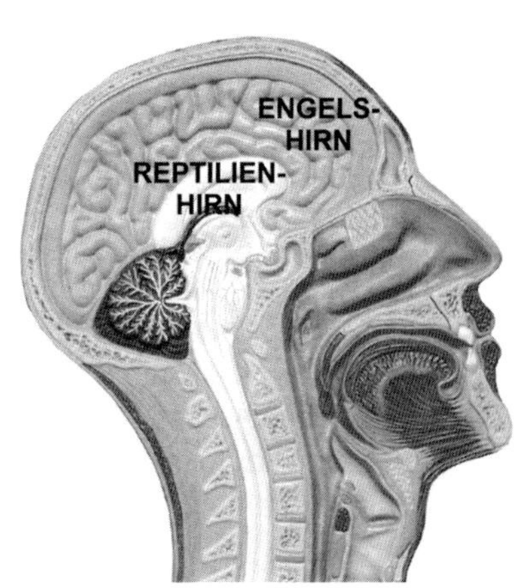

Interessant ist, dass diese beiden Hirnteile, obwohl sie eigentlich beide Aspekte des eigenen Selbst sind, sich ständig (wie zwei unterschiedlich alte Geschwister) in die Haare kriegen: Eigentlich möchte ich ja gerne zwei oder drei Kilo abnehmen, die Hose sitzt schon stramm. Ich bin auf einer Geburtstagsparty, habe schon zwei Stück

Torte genossen und mein Engelshirn sagt: *„Nun ist's aber gut, gell!"*. Das Reptilienhirn dagegen faucht von ganz unten ein primitives *„Will mehr!!!"* und macht mir ein Gefühl, als wenn ich seit Tagen nichts mehr zu essen bekommen hätte. Das Engelsgehirn bietet ihm die Stirn und sagt mit Güte und Verstand: *„Nein, wir haben doch nun schon wirklich reichlich und wollten eigentlich sowieso Diät halten"*. Ich lenke mich ab, fange mit meinem Nachbar ein Gespräch über innerdeutsche Politik an, tausche hitzige Argumente aus und merke irgendwann, dass mein Reptilienhirn diese Ablenkung genutzt hat, um sich noch drei Kekse und zwei Schaumküsse reinzupfeifen. Dieser kleine Schurke tief in meinem eigenen Kopf hat mich hinterhältig überlistet.

In solchen hinterhältigen Schummeleien ist das Reptilienhirn gut geübt und es gibt eine Fülle von Vorkommnissen im täglichen Leben. Sex ist ein prima Beispiel: Man ist eigentlich in festen Händen und das Engelsgehirn hält viel von Treue, Monogamie und Ehrlichkeit. Das Reptilienhirn dummerweise gar nicht; es hält viel davon Spaß zu haben. Es hält sogar verdammt viel davon, Spaß zu haben ...

Dafür ist es aber wenig begeistert von Arbeit, Pflicht und Stress; Krokodile liegen gerne faul im Schlamm und sonnen sich. Vor einer Prüfung wird es das Gefühl von fürchterlicher Angst in das Bewusstsein schicken, um sich diesem kleinen Problem geschickt zu entziehen und sich weiter faul sonnen zu können. Und dann streitet es sich wieder mit dem Engelsgehirn, das in aller Freundlichkeit auf die Wichtigkeit dieser Prüfung besteht. Je mehr überzeugende, logische Argumente das Engelsgehirn vorbringt, umso mehr Prüfungsangst schickt das Krokodil ins Bewusstsein. So einfach geht das.

Das war jetzt vielleicht nicht ganz so geschickt: Der Chef meckert seine Vorzimmerdame an, weil sie in der Hektik des Arbeitsalltages drei Tippfehler in dem Brief gemacht hat. *„Jetzt hab' ich echt die Schnauze voll!"* schreit die Sekretärin ihn an, schnappt sich ihre Handtasche, knallt die Tür zu und fährt wütend nach Hause.

Krokodile sind Reptilien und damit ziemlich bissig. Das ist mit dem Reptilienhirn in unserem Schädel ebenso. Wenn es um Aggressivität geht, schnappt es einfach zu, manchmal bevor das Engelsgehirn sein Veto einlegen kann.

Auch Gefühle wie die Traurigkeit und Melancholie stammen aus diesen uralten, primitiven Hirnbereichen. Mit Depressionen bestraft unser Reptilienhirn uns, wenn es nicht das bekommt, was es haben will. Freund oder Freundin ist uns weggelaufen? Das bedeutet für das Reptilienhirn: *Kein Sex mehr*! Eine üble Vorstellung, oder, genauer gesagt: Eine geradezu unvorstellbare Vorstellung!

Also macht es sofort ein Gefühl der leidvollen Einsamkeit, das den Rest des Gehirns dazu bringen soll schleunigst etwas gegen den Single-Zustand zu unternehmen.

Das Reptilienhirn ist recht robust. Trinkt man zum Beispiel Bier, Wein oder Schnaps, dann dämpft der Alkohol zunächst einmal das klügere Telencephalon und die inneren Hirnteile können sich umso besser durchsetzen. Das ist der Grund dafür, warum es unter Alkoholgenuss häufiger zu Schlägereien oder sexuellen Belästigungen kommt. Im Suff wird das rational arbeitende Engelsgehirn gehemmt, aber das Reptilienhirn wird enthemmt. Im leicht angetrunkenen Zustand traut sich dann plötzlich auch der sonst so schüchterne Frederik auf der Betriebsfeier die umschwärmte Chefsekretärin anzuflirten.

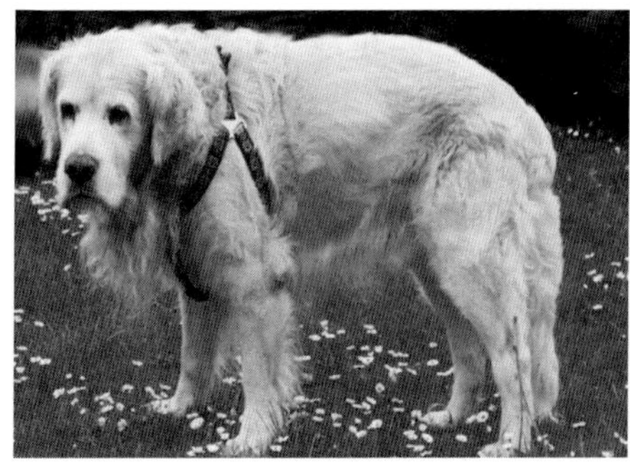

Jeder, der einen Hund hat oder hatte, weiß, dass man mit Hunden keine langen Diskussionen führen kann. Von dem langatmigen Satz: *„Herrje! Du dämlicher Köter, jetzt bequem Dich endlich mal hierher. Steht da nicht rum wie ein dummes Schaf! Verdammt, wenn Du jetzt nicht gleich hier bist, lasse ich Dich zu Wurst verarbeiten!"* wird der Hund vermutlich nur *„Wurst"* verstehen, da Hunde im Verständnis menschlicher Sprache nur ziemlich eingeschränkt leistungsfähig sind. Hunde verstehen aber durchaus einfache Befehle wie: *„Sitz!"*, *„Platz!"*, *„Komm!"* oder *„Pfui!"*. Das ist mit dem Reptilienhirn ebenso. Langatmige Dialoge mit komplizierten Argumenten versteht es nicht. Was es versteht, ist ein simples, einfaches, kurzes

„NEIN!"

Nur so kann man mit seinem eigenen Reptilienhirn umgehen. Wenn man auf der Party nun definitiv wirklich kein drittes Stück Torte mehr essen will, hilft ein klares „NEIN!". Angst vor der Prüfung: „NEIN!" Schickt dieser primitive Hirnteil einem Gefühle der Depressionen in den Kopf, dann nützt nur ein striktes: „NEIN!" Und falls das Reptilienhirn gerne mal Sex mit der Kollegin/dem Kollegen haben möchte, benutzt man ein klares, deutliches „PFUI!"

WAFFENBESITZ ERLAUBT!

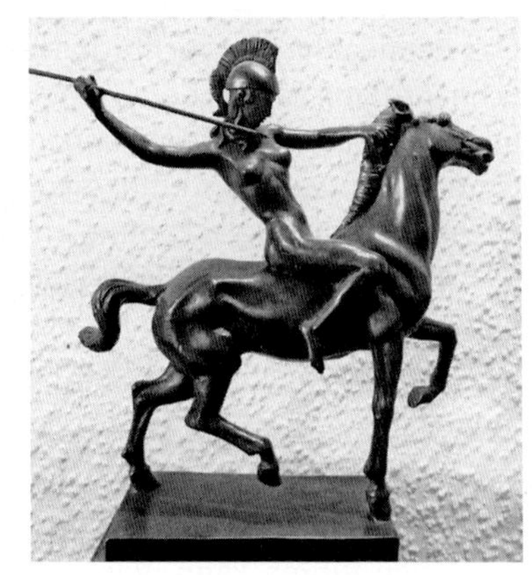

Nach dieser Einführung geht es nun darum, die Schwerter und Lanzen gegen schlechte Stimmung zu schärfen. Es gibt Waffen, mit denen man sich gegen Depressionen, Trauer und Melancholie wehren kann.

Leider existiert keine Zaubermagie, mit der Sie auf einen Schlag gute Stimmung haben können, sondern aller Wahrscheinlichkeit nach wird der Kampf gegen miese Stimmungen einige Zeit dauern. Lassen Sie sich davon nicht entmutigen, auch wenn eine der folgenden Übungen nicht sofort klappt. Um langfristig zu gewinnen, werden Sie nach und nach mehr und immer mehr *„fighting spirit“* (Kampfgeist) entwickeln. Die ersten Schritte aus einer völligen Dunkelheit heraus sind immer mühsam, aber mit jedem Schritt aus der Finsternis wird es leichter den Weg zu erkennen und mit jeder Technik, die Sie im folgenden erlernen, werden Sie stärker und können dem „Dämon böser Stimmungen“ die Stirn bieten und ihn aus Ihrem Leben verjagen.

Begonnen wird mit einer Einführung in medikamentöse Therapie, die zwar langweilig, aber notwendig zum Verständnis ist, wie miese Stimmung im Gehirn entsteht und wo Medikamente angreifen können. Es folgen umfangreiche Übungen, um solche Waffen zu entwickeln, auszuprobieren und zu lernen sie im täglichen Leben anzuwenden.

ANTIDEPRESSIVE MEDIKAMENTE

Sorry, wenn es jetzt etwas trocken werden sollte. Ärzte verschreiben heute gerne Psychopharmaka, daher sollte man eine grobe Ahnung haben, auf was man sich da einlässt. Immerhin habe ich in meiner Praxis schon Patienten gesehen, die sonderbarste Nebenwirkungen durch diese Medikamente hatten. Eine meiner Patienten sah z. B. über Wochen hinweg immer wieder nachts ihren längst verstorbenen Bruder nackt an ihrem Bett stehen. Zum Teil so real, dass sie kreischend aus ihrem Schlafzimmer rannte und sich im Bad einschloss.

Als ich mit dem behandelnden Psychiater darüber telefonierte, fragte der nur, welches Medikament sie schluckt, schmunzelte und verriet mir anschließend, das sei eine bekannte unerwünschte Nebenwirkung dieses Antidepressivums. Er tauschte das Medikament gegen ein anderes aus, und die nächtlichen Trugwahrnehmungen verschwanden in kurzer Zeit. Ein anderer Patient, den ich in Behandlung hatte, bekam durch die antidepressive Medikation spontane Orgasmen. Das hört sich auf den ersten Blick komisch an, ist es aber nicht, wenn man z. B. in der Schlange vor der Kasse im Supermarkt plötzlich und ohne wirklichen Grund einen sexuellen Höhepunkt bekommt. Eine andere Patientin entschied sich, nachdem sie Antidepressiva mehrere Jahre eingenommen hatte, diese aber gar keine Wirkung mehr auf ihre Stimmung zeigten und sie dadurch über 20kg an Gewicht zugenommen hatte, das Medikament einfach wegzulassen. Dieser „kalte Entzug“ ging gründlich in die Hose. Die Frau litt nach wenigen Tagen unter Ängsten, Verdauungsstörungen, Schlaflosigkeit, innerer Unruhe, verstärkter Melancholie und dem Gefühl, es würden Blitze durch ihr Gehirn zucken.

Psychopharmaka sollen hier keinesfalls verteufelt werden. In vielen Fällen retten sie Leben. Etliche Patienten, die psychologische Behandlung bei mir suchten, waren in einem derartig desolaten Zustand, dass sie die therapeutischen Ratschläge gar nicht anwenden konnten. Zum Teil waren sie so stark in sich gekehrt, dass es kaum möglich war, mit ihnen überhaupt Kontakt aufzunehmen. Hier helfen die kleinen rosaroten Pillen, um solche Menschen überhaupt therapiefähig zu machen.

Das folgende Kapitel ist wichtig zum Verständnis, wodurch Depressionen im Gehirn ausgelöst werden, wo diese Medikamente ansetzen und warum es keine Medizin ohne Nebenwirkungen geben kann. Mit diesem Wissen sollte dann jeder entscheiden oder zumindest beim Arzt mitreden können, ob der Einsatz solcher Tabletten sinnvoll ist oder nicht.

Die Entdeckung der ersten Antidepressiva war purer Zufall und ist der aufmerksamen Beobachtungsfähigkeit einiger Ärzte zu verdanken. 1951 ließ eine Pharma-Firma Medikamente gegen Tuberkulose prüfen. Die Pillen hatten zwar nur geringe Auswirkungen auf die fiesen Bazillen, aber die behandelten Patienten wurden zusehends fröhlicher. 1956 testete der Schweizer Psychiater R. Kuhn den neuen Wirkstoff eines Chemieunternehmens. Kuhn stellte – eher als Nebenwirkung – fest, dass das Präparat bei den Patienten die Stimmung aufhellte. Diese Beobachtungen veranlassten dann den amerikanischen Arzt N. Kline zu systematischen Studien an psychiatrischen Patienten, und man konnte die antidepressive Wirkung dieser Medikamentengruppe in wissenschaftlichen Studien nachweisen.

Antidepressiva entfalten bei vielen Patienten positive Effekte, sie wirken aber keinesfalls bei allen Betroffenen. Wesentlichste Grundlage, ob ein Antidepressivum eingesetzt werden soll oder nicht, ist zunächst die Differentialdiagnostik zwischen den verschiedenen Erkrankungsformen der Depression. Bei einer reaktiven Depression, etwa durch frustrierende Erlebnisse im Leben wie z. B. Liebeskummer, Arbeitslosigkeit, Scheidung oder Krankheit, sollte man eher psychotherapeutisch und nicht medikamentös behandeln. Wenn die Depressionen durch bestimmte körperliche Störungen wie z. B. eine Hormonumstellung, durch eine hirnorganische Schädigung oder eine andere körperliche Grunderkrankungen (z. B. Morbus Parkinson, zerebrale Arteriosklerose, Herzinsuffizienz) oder Nebenwirkungen anderer Medikamente (z. B. Antikonvulsiva, Kortikosteroide, Antihypertensiva, Neuroleptika) entstanden ist, dann nützen Antidepressiva meist wenig bis gar nichts. Wichtigstes Einsatzfeld ist dagegen die unipolare affektive Episode.

Die verschiedenen Antidepressiva können aktivierend und stimmungsaufhellend, aber auch beruhigend sein. Abhängig davon, welche Symptomatik der Depression bekämpft werden soll, wird man zu unterschiedlichen Medikamenten greifen. Medikamente vom ...

- Amitriptylin-Typ sind dämpfend, d. h. sie beruhigen und machen müde;
- Imipramin-Typ wirken stimmungsaufhellend;
- Desipramin-Typ wirken aktivierend.

Dementsprechend wird der Amitriptylin-Typ eingesetzt, wenn Erregung, Ängstlichkeit und Schlafstörungen im Vordergrund stehen; Imipramin bei der depressiver Melancholie und Desipramin beim gehemmt-apathischen Syndrom.

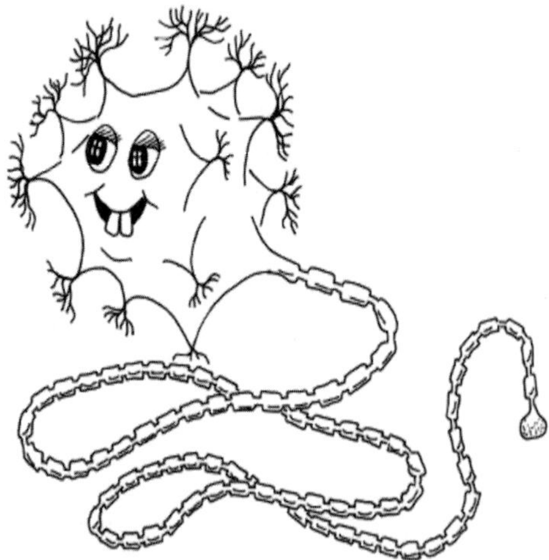

Neuron: Eine Nervenzelle besteht aus einem großen Zellkörper mit vielen kleinen Dendriten, das sind die Empfangsantennen. Wenn gleichzeitig mehrere Impulse eingehen, bildet die Nervenzelle ein elektrisches Aktionspotential. Die Information wird nun über das Axon, eine Art langes Kabel, weitergeleitet zur nächsten Nervenzelle. Zwischen zwei Nervenzellen, d. h. am Ende des Axons und den Dendriten der folgenden Zelle besteht immer ein winziger Spalt, der mit Hilfe von Botenstoffen überwunden wird. Hier greifen psychopharmakologische Medikamente ein.

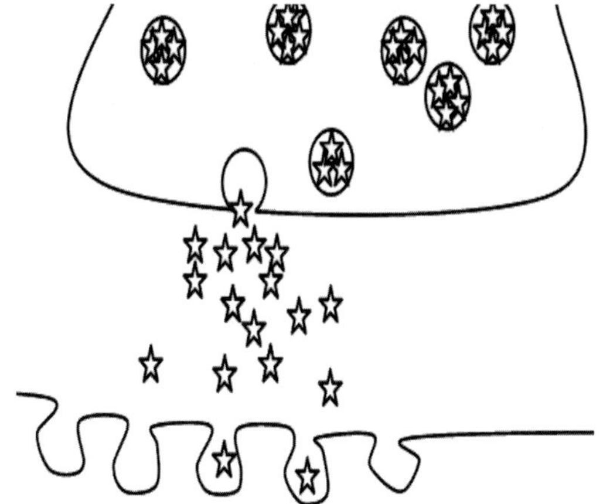

Synapse: Am Ende des Axons befindet sich ein Endköpfchen. Dieses beinhaltet Vesikel, das sind kleine Bläschen, die mit Botenstoff gefüllt sind. Sobald ein elektrischer Impuls das Axon heruntergerast kommt, entleert sich der Botenstoff in den winzigen Spalt. In den Empfangsstationen (Rezeptoren) der folgenden Nervenzelle lösen diese Botenstoffe einen erneuten elektrischen Impuls aus.

Gehirnteile verständigen sich untereinander durch Fortleitung elektrischer Impulse über Nervenbahnen. Diese Nervenbahnen werden aber zwischen zwei Neuronen unterbrochen. An diesen als „Synapsen" bezeichneten Lücken werden winzige Mengen von Botenstoffen ausgeschüttet, die die nächste Nervenzelle so stark erregen, dass hier ein neuer elektrischer Impuls gebildet wird und die elektrische Energie weiterläuft.

Diese Erregung darf nur winzige Bruchteile eine Sekunde dauern, nur deshalb können wir rasch denken und handeln. Damit es nach der Ausschüttung eines Botenstoffes nicht zu einer endlos langen Erregung der nachfolgenden Nervenzelle kommt, wird der Transmitter rasch wieder aus dem synaptischen Spalt entfernt. Hierzu dienen zwei Mechanismen. Ein Teil des Botenstoffes wird von dem Endköpfchen wieder aufgesogen und erneut in die kleinen Bläschen (Vesikel) verpackt. Man nennt das Wiederaufnahme oder, mit dem englischen Fachausdruck, „*Reuptake*". Die zweite Möglichkeit ist die chemische Zersetzung der Botenstoffe, einer der wichtigsten Prozesse zum schnellen Abbau überschüssiger Botenstoffe ist MAO, das hat wenig mit dem chinesischen Revolutionär Mao Tse-Tung zu tun, sondern ist die Abkürzung für „Monoamino-Oxydase".

Unser Gehirn benutzt dabei unterschiedliche Botenstoffe für unterschiedliche Aufgaben. Hierfür erstrecken sich Systeme, die denselben Transmitter benutzen, durch bestimmte Hirnteile, die dann gemeinsam aktiviert werden können. So ist z. B. das Azetylcholin-System für Gedächtnis und Bewusstsein verantwortlich, das Dopamin-System hat viel mit Bewegung, aber auch mit Glück, Freude und Motivation zu tun, Noradrenalin mit Wachheit und Angst, GABA (Gamma-Amino-Buttersäure) mit Ruhe und Entspannung. Der Botenstoff, der für die Stabilität unserer Stimmung verantwortlich ist, wird als „Serotonin" bezeichnet.

Vereinfacht gesagt, geht man davon aus, dass im Gehirn depressiver Menschen ein Mangel an Serotonin vorhanden ist. Bislang gibt es keine Möglichkeit, den Serotonin-Spiegel im Gehirn direkt zu erhöhen, da dieser Stoff zu schnell abgebaut wird. Die meisten Medikamente hemmen entweder den Abbau von Serotonin im Gehirn (sogenannte MAO-Hemmer) oder sie hemmen die Wiederaufnahme des ausgeschütteten Serotonins durch die vordere Nervenzelle (sog. „*re-uptake*-Hemmer" bzw. SSRI = *selective serotonine reuptake inhibitors*). Im ersten Fall wird also der chemische Abbau der zuviel ausgeschütteten Botenstoffe blockiert, im zweiten Fall nimmt das synaptische Endköpfchen die überschüssigen Botenstoffe nicht mehr auf. Beides hat zur Folge, dass eine größere Menge an Transmitter in dem Spalt zwischen den beiden Nervenzellen verbleibt und dadurch eine Erregung des nachfolgenden Neurons leichter ausgelöst werden kann.

Hierzu muss man wissen, dass Nervenzellen kleine Rechenmaschinen sind, d. h. sie leiten einen elektrischen Impuls nicht einfach nur weiter. Je mehr der Empfangsstationen in den Dendriten einer Nervenzelle durch Botenstoffe gereizt werden, umso höher ist die Wahrscheinlichkeit, dass die nächste Zelle ein elektrisches Aktionspotential ausbildet.

Die folgende Tabelle listet die zur Zeit am häufigsten verschriebenen Antidepressiva auf:

Wirkstoff	**Gruppe**	**Medikament z. B.:**
Clomipramin	trizyklisch	Anafranil®
Doxepin	trizyklisch	Aponal®
Escitalopram	SSRI	Cipralex®
Citalopram	SSRI	Cipramil®
Duloxetin	Serotonin- + Noradrenalin-Wiederaufnahmehemmung	Cymbalta®
Bupropion	Dopamin- und Noradrenalin-Wiederaufnahmehemmung	Elontril®
Fluoxetin	SSRI	Fluktin®
Opipramol	trizyklisch	Insidon®
Mirtazapin	tetrazyklisch	Remergil®
Amitriptylin	trizyklisch	Saroten®
Paroxetin	SSRI	Seroxat®

Wirkstoff	Gruppe	Medikament z. B.:
Trimipramin	trizyklisch	Stangyl
Venlafaxin	Serotonin- und Noradranalin-Wiederaufnahmehemmung	Trevilor®
Agomelatin	agonistisch auf Melatonin	Valdoxan®
Sertralin	SSRI	Zoloft®

Obwohl Antidepressiva schon nach wenigen Stunden im Körper sind, dauert es rund 2-3 Wochen, bevor der positive Effekt auf die Stimmung einsetzt und die Symptome der Depression allmählich verschwinden. Wodurch diese Verzögerung der Wirkung bedingt ist, weiß man bis heute nicht so ganz genau. Offenbar muss sich das Gehirn erst umstrukturieren, um mit dem höheren Niveau an Transmitter etwas anfangen zu können.

Bei rund 70% der mit Antidepressiva behandelten Patienten findet sich eine Besserung. Etwa ein Drittel sind *„Non-Responder"*, d. h. sie zeigen hinsichtlich ihrer Stimmung keine Reaktion auf das Medikament. Wie bereits oben erklärt, gibt es unterschiedliche Arten einer Depression. Eine antidepressive Medikation hat immer den Zielpunkt, den Level an verfügbaren Botenstoffen im Gehirn anzuheben. Bei etlichen Arten von affektiven Störungen ist der Serotoninspiegel im Gehirn aber gar nicht zu niedrig. Hier nützen diese Medikamente logischerweise nichts. Wenn die Therapie mit einem Präparat nach etwa sechs Wochen gar keinen Erfolg zeigt, sollte ein weiterer Versuch mit einem Präparat gemacht werden, das eindeutig zu einer anderen pharmakologischen Gruppe gehört.

Antidepressiva wirken auch nur in einem „therapeutischen Fenster", das heißt zu geringe wie auch zu hohe Dosierungen führen unter Umständen sogar zu einer Verschlechterung. Die Gepflogenheit, leichte Depressionen mit geringen Dosen zu behandeln, entbehrt nach Angabe gängiger Lehrbücher zu diesem Thema der wissenschaftlichen Begründung, da geringe Dosen eigentlich gar nicht wirken können, unter anderem weil viele Medikamente zunächst vom Blutplasma aufgesogen werden, bis dieses gesättigt ist.

Nach Abklingen der depressiven Phase sollte noch etwa drei Monate weiter behandelt werden. Das Antidepressivum darf auch danach nur stufenweise und niemals abrupt abgesetzt werden, sonst gibt es üble Entzugssymptome.

Nach dem pharmakologischen Grundsatz: *„Ein Medikament, das eine Hauptwirkung hat, besitzt immer auch Nebenwirkungen"* haben alle Antidepressiva unerwünschte Seiteneffekte. Nebenwirkungen werden vor allem bei den klassischen MAO-Hemmern beobachtet, die daher heute eher selten eingesetzt werden. Vorkommen können z. B. Unruhe, Schlafstörungen, Schwindel, Kopfschmerzen, Senkung des Blutdrucks, Zittern, Ataxie, Muskelzuckungen, Verstopfung, erhöhte Krampfbereitschaft und Leberfunktionsstörungen.

Trizyklische Antidepressiva können unter anderem zu folgenden Nebenwirkungen führen: Schlafstörungen, Mundtrockenheit, Sehstörungen, Hautallergien, Verstopfung, Schwierigkeiten beim Wasserlassen, gestörte Kreislaufregulation, Blutdrucksenkung oder auch plötzliche Blutdruckerhöhung, Herzrhythmusstörungen, Kollapsneigung, epileptische Krampfanfälle

Bei den Serotonin-Wiederaufnahmehemmern (SSRI) können z. B. vorkommen: Übelkeit, Brechreiz, Durchfall oder Verstopfung, Kopfschmerzen, innere Unruhezustände, Verzögerung von Ejakulation und Orgasmus, Gewichtszunahme.

Die meisten Nebenwirkungen treten vor allem am Anfang der Behandlung und bei zu schnell gesteigerter Dosierung auf. Gerade bei älteren Menschen, die ohnehin unter zu hohem oder zu niedrigen Blutdruck oder Herzrhythmusstörungen neigen, sind sie nicht ungefährlich. Die aktivierenden Effekte einiger Antidepressiva können sich unter Umständen auch in Erregungszuständen bemerkbar machen. Leberschäden treten bei rund 1% der Behandelten auf. Häufigste Nebenwirkung der meisten Antidepressiva ist eine massive Gewichtszunahme, wobei diese Veränderung der Figur oft der Trübsal nicht wirklich entgegenwirkt.

Vorsicht ist geboten bei aktivierenden Antidepressiva, da die aktivierende Wirkung früher eintritt als die Verminderung der Depression. Zumindest einige schwer depressive Patienten begehen nur deswegen keinen Suizid, da ihnen selbst – am Tiefpunkt ihrer Episode – dazu schlichtweg die Kraft fehlt. Wenn sie durch das Medikament einen Aktivitätsschub erhalten, ihre Stimmung aber noch ebenso schlecht ist wie vorher, besteht immer ein Risiko, dass sie ihren Drang danach, tot sein zu wollen, nun in die Tat umsetzen.

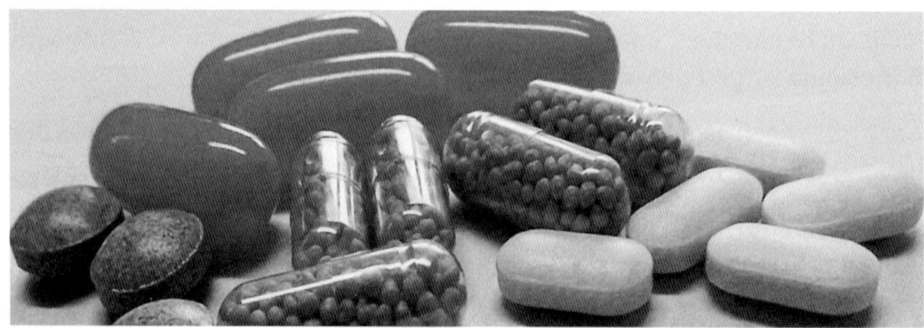

Bei plötzlichem Absetzen von Antidepressiva kommt es zu dem bereits oben kurz beschriebenen Entzugssyndrom. Typische Symptome sind das Wiederauftreten von schweren Depressionen, Unruhezustände, Schweißausbrüche, Schwindel, zum Teil Erbrechen und Schlafstörungen und dem Gefühl elektrische Entladungen im Gehirn zu spüren. Daher sind Antidepressiva immer ausschleichend absetzen. Man kann die Tabletten zunächst teilen, später nur jeden 2. Tag, dann nur jeden 3. Tag usw. einnehmen und damit die Entzugssymptome lindern.

Bei psychisch Gesunden zeigen Antidepressiva praktisch gar keine Wirkung, da der Serotoninspiegel beim normalen Menschen nicht zu niedrig ist. Diese Medikamente eignen sich also nicht als Party-Droge, um fröhlicher zu werden.

WEITERE MEDIKAMENTE

Zur Behandlung mit Antidepressiva gibt es einige medikamentöse Alternativen, hierzu gehören z. B.:

Lithium wird als *mood stabilizer* (Stimmungs-Stabilisator) alleine oder begleitend zum Antidepressivum eingesetzt. Lithium wirkt prophylaktisch, d. h. die depressiven Phasen werden seltener und schwächer. Die prophylaktische Wirkung von Lithium setzt jedoch einen dauerhaften und konstanten Wirkspiegel im Blut voraus; dies bedeutet andauernde, jahrelange gleichbleibende Einnahme. Der Wirkungseintritt ist frühestens nach 7–14 Tagen, die phasenprophylaktische Wirkung tritt oft sogar erst nach einem halben Jahr auf. Typische Medikamente sind z. B.: Hypnorex®, Leukominerase®, Li 450 Ziethen®, Lithium-Aspartat®, Lithium-Duriles®, Lithiumorotat®, Quilonum®. Lithium ist im chemischen Aufbau dem Kochsalz sehr ähnlich dadurch kann es zu vielen Nebenwirkungen kommen, z. B. häufiger Harndrang. Während einer Schwangerschaft sollte Lithium nicht genommen werden, da die Gefahr von Missbildungen besteht. Bei mangelnder Flüssigkeitszufuhr und durch kochsalzarme Diät kommt es zum Anstieg des Serumspiegels. Ebenso wie Antidepressiva hat Lithium auf psychisch Gesunde keine spürbare Wirkung.

Antikonkulsiva (Anti-Epileptika) sind eigentlich Medikamente gegen epileptische Krampfanfälle. Viele Antikonvulsiva erzeugen Entgleisungen der Stimmung, insbesondere führen sie zu Depressionen, manche verstärken die Aggressionsbereitschaft. Demgegenüber gibt es aber auch Anti-Epileptika, die den Zustand manisch-depressiver Patienten stabilisieren können. Hierzu gehören Carbamazepin und Valproinsäure. Insbesondere beim „*rapid cycling*“

zeigen diese Tabletten Erfolge. Auf die unipolare Depression haben Antikonvulsiva dagegen meist eher nur geringe Effekte. Typische Medikamente sind z. B.: Carbamezepin-200-Heumann®, Carbamezepin-neuraxpharm®, Carbamezepin-ratiopharm®, Finlepsin®, Fokalepsin®, Sirtal®, Tegretal®, Timonil®.

Benzodiazepine sind die typischen Beruhigungsmittel, sie reagieren im Gehirn mit den GABA-Rezeptoren, die hemmend wirken und dadurch für Beruhigung, Müdigkeit und Schlaf sorgen. Alkohol wirkt hier auch und erzeugt das bekannte selig-entspannende Gefühl der Trunkenheit. Entsprechend wirken Benzodiazepine in geringer Dosierung angstreduzierend, Aufregung und Unruhe lassen nach, in höherer Dosierung wird man müde und bei noch höherer Dosis werden sie als Schlafmittel verwendet. Benzodiazepine lassen sich vorwiegend bei agitierten Formen einer Depression einsetzen, d. h. wenn Unruhe im Vordergrund des Verhaltens steht, außerdem als Notfallmedikament gegen Angstzustände. Man darf sie nicht länger als maximal 14 Tage durchgehend einnehmen, da rasch Gewöhnung und Sucht eintritt. Darüber hinaus haben sie negative Wirkung auf Gedächtnis und Konzentrationsleistung. Typische Medikamente sind z. B.: Adumbran®, Bromazanil®, Diazepam®, Dormo-Puren®, Duralozam®, Durazepam®, Eatan®, Flurazepam®, Lexotanil®, Librium®, Loretam®, Mogadan®, Noctamid®, Noctazepam®, Oxazepam®, Planum®, Praxiten®, Pro-Dorm®, Rohypnol®, Somnibel®, Staurodorm®, Tavor®, Tranquase®, Tranquit®, Tranquo®, Tranxilium®, Valium®. Nicht selten kommt es unter Benzodiazepinen auch zu paradoxen Bildern, d. h. statt beruhigend zu wirken sind die Patienten enthemmt. Nach Einnahme kann es am Folgetag zum einem „Kater“ kommen, der vergleichbar mit dem Morgen nach übermäßigem Alkoholgenuss ist, was daran liegt, dass diese Benzodiazepine ja – wie gesagt – am selben Rezeptor wie Alkohol wirken.

Neuroleptika sind Medikamente, deren Hauptanwendungsfeld die Schizophrenie mit Wahnvorstellungen, Halluzinationen und anderen Symptomen einer Psychose ist. Die klassischen Neuroleptika blockieren vorwiegend den Dopamin-Rezeptor im Gehirn, die sog. atypischen Neuroleptika wirken auch auf andere Botenstoff-Systeme. Man unterscheidet hochpotente Neuroleptika, die eine kräftige Wirkung auf Halluzinationen und Wahn haben von niederpotenten Neuroleptika, die stark beruhigende und sedierende Effekte zeigen. Hochpotente Neuroleptika müssen eingesetzt werden, wenn eine schwere Depression auch psychotische Anteile hat und der Patient z. B. einen Krankheits- oder Schuldwahn ausgebildet hat. Niederpotente Neuroleptika benutzt man zur Beruhigung von agitierten Depressiven. Neuroleptika haben unzählige unerwünschte Nebenwirkungen, insbesondere Bewegungsstörungen, außerdem erzeugen oder verstärken viele dieser Medikamente Depressionen. Beispiele für hochpotente Neuroleptika sind etwa: Dapotum®, Decentan®, Duraperidol®,

Elaubat®, Fluanxol®, Glianimon®, Haldol®, Haloperidol®, Imap®, Lyogen®, Omca®, Sigaperidol®. Beispiele für niederpotente Neuroleptika: Aolept®, Atosil®, Ciatyl®, Dipiperon®, Dogmatil®, Eunerpan®, Megaphen®, Melleretten®, Melleril®, Neurocil®, Taxilan®, Truxal®.

Hormone: Viele Frauen leiden kurz vor oder zum Teil auch kurz nach Einsetzen der Menstruationsblutung unter einer Phase von Stimmungsschwankungen, die als „prämenstruellen Syndrom" (PMS) bezeichnet wird. Aber auch in den beginnenden Wechseljahren kommt es bei einem Teil der Frauen zu langen Phasen der Depressivität. Hier hilft oft die Einnahme weiblicher Hormone, evtl. auch bioidentischer Hormone. Die beiden wesentlichen Hormone, die hierbei eine Rolle spielen, sind Östrogen und Progesteron. Ärzte verschreiben manchmal Östrogene gegen diese Stimmungsschwankungen. Wenn dies nicht hilft, kann auch ein sogenanntes „Östrogendominanzsyndrom" ausschlaggebend für den Wechsel zwischen himmelhoch jauchzend und zu Tode betrübt sein. Hier empfiehlt sich unter Umständen die Einnahme von Progesteron. Solche Therapieversuche müssen selbstredend immer mit dem Frauenarzt abgesprochen werden.

Schilddrüsenhormone können helfen, wenn die eigentliche Ursache der schlechten Stimmung ein Mangel an Schilddrüsen-Hormonen ist (Hypothyreose). Schilddrüsenhormone können aber auch den Wirkungseintritt von Antidepressiva beschleunigen und bei vielen Non-Respondern dazu führen, dass diese doch auf das Medikament reagieren.

Johanniskraut ist ein pflanzliches Produkt und u. a. in Form von Dragees erhältlich. Nachdem man es jahrzehntelang in die Ecke der Alternativmedizin geschoben hatte, stellten Wissenschaftler in den 1990er Jahren fest, dass Johanniskraut tatsächlich eine stabilisierende Wirkung auf Stimmungsschwankungen hat. Bis der Effekt eintritt, dauert es allerdings auch Tage bis Wochen. Die Verbesserung der Stimmung ist kaum direkt spürbar, aber die Depressivität rückt unmerklich immer weiter in den Hintergrund des Denkens. Johanniskraut hat kaum Nebenwirkungen und wird daher auch von Ärzten immer häufiger empfohlen. Dragees mit hohem Wirkstoffanteil sind rezeptpflichtig, solche mit niedrigem Wirkstoffanteil bekommt man in Drogerien und Reformhäusern; im Prinzip kann man es selbst pflanzen, ernten und z. B. als Tee zu sich nehmen. Wesentlichste Nebenwirkung ist eine „Sonnenallergie", die man vorrangig im Sommer an den Körperstellen beobachten kann, welche dem Sonnenlicht ausgesetzt waren. Das Medikament muss dann schleunigst abgesetzt und ein Hautarzt aufgesucht werden.

Andere Produkte, die eine positive Wirkung auf die Stimmung entfalten können sind z. B. Omega-3, Ginkgo oder Lysin, insbesondere wenn diese Stoffe nicht ausreichend mit der normalen Ernährung zu sich genommen werden. Nebenbei bemerkt hilft eine ausgewogene Ernährung und Lebensweise ohnehin. Die Spatzen pfeifen es von den Dächern, wie man gesund lebt, aber die meisten Menschen halten sich nicht daran. Wenn Sie depressiv sind, ist es nicht so klug außerdem noch eine Alkohol- oder Nikotinsucht zu haben und unsportlich und übergewichtig zu sein.

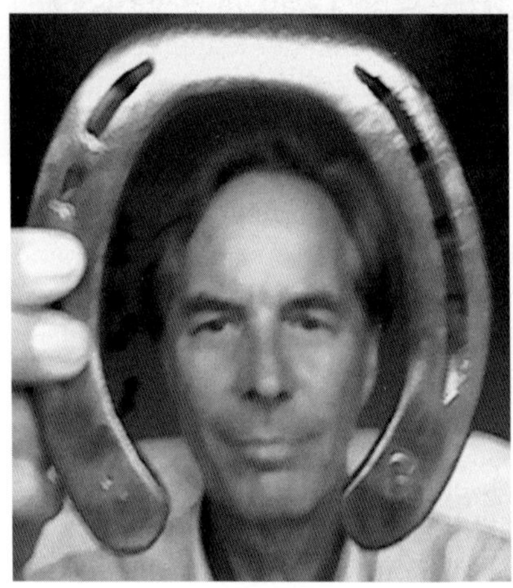

Ein Hufeisen hilft auch. Man (Mann!) muss es allerdings richtig herum halten, so dass es das Glück auffangen kann!

ALTERNATIVEN ZU ANTIDEPRESSIVA

Zur Behandlung mit Medikamenten gibt es etliche Alternativen. Hierzu gehören z. B. Lichttherapie, Schlafentzugstherapie, Elektrokrampftherapie und Schokolade.

Lichttherapie wirkt vorrangig bei den jahreszeitlich bedingten Lichtmangeldepressionen im Herbst und Winter. Typische Symptome sind Energielosigkeit, vermehrtes Schlafbedürfnis und Kohlehydrate-Heißhunger mit Gewichtszunahme. Dass die Stimmung sich in Abhängigkeit vom Wetter ändert, ist ein bekannter Fakt. Bei trübem Wetter neigen viele Menschen auch zu trüber Stimmung, bei Sonnenschein sind wir fröhlicher und aktiver. Letztlich brauchen wir das Tageslicht zur Bildung von Vitamin-D wie auch zur Hemmung eines Botenstoffes mit dem Namen „Melatonin", der bei Dunkelheit ausgeworfen wird.

Die Winterdepression beginnt, je nach Großwetterlage, meist im späten Herbst und hält bis zum Frühling an. Nicht jeder reagiert sensibel auf die dunkle Jah-

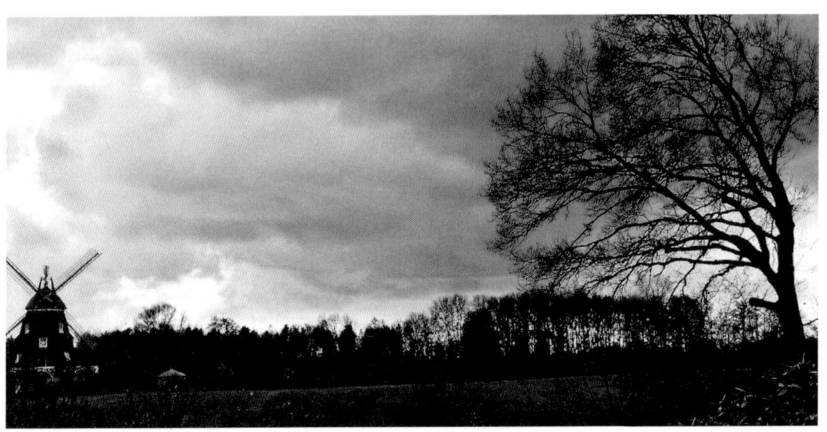

reszeit, an manchen Leuten geht das düsterste Wetter spurlos vorbei, andere leiden darunter. Anfällige Personen können den *Winterblues* völlig vermeiden, wenn sie die kalte Jahreszeit in südlichen Regionen verbringen.

Da diese Form Depression offensichtlich durch einen Mangel an Tageslicht entsteht, versucht man die Symptome durch zusätzliche Lichtbestrahlung zu bekämpfen. Dazu wird der Patient täglich für ein bis zwei Stunden mit offenen Augen (!) einer Beleuchtungsstärke von wenigstens 2500 Lux ausgesetzt und zwar am frühen Morgen und am Abend, um so die Tageslichtdauer zu verlängern. Um diese Lichthelligkeit einzuschätzen, muss man wissen, dass normale Lampen nur zwischen 250 und 500 Lux ausstrahlen. Selbst trübes Tageslicht hat aber schon rund 10.000 Lux, sonniges Tageslicht sogar zwischen 50.000 und 100.000. Man benötigt also sehr helle Speziallampen, um diesen Effekt zu erreichen. Studien zeigen einen Rückgang der depressiven Symptomatik bei der bestrahlten Gruppe von Menschen, allerdings erst nach etwa 14 Tagen täglicher Lichtbestrahlung. Die Erfolgsraten der Lichttherapie bei der saisonalen Depression liegen zwischen 30% und 70%.

Die Wirkung wird über den Botenstoff „Melatonin" erklärt, der im Gehirn umso mehr produziert wird, je dunkler es ist. Die Melatonin-Konzentration ist dadurch in der Nacht etwa fünfmal höher als am Tag. Melatonin hat eine müdemachende Wirkung und steht in der dunklen Jahreszeit dadurch mit Depressionen in enger Verbindung. Wenn man depressiven Patienten Melatonin in Tablettenform verabreicht, dann verschlimmert sich die Symptomatik. Durch die Lichtbestrahlung kann der Melatonin-Spiegel gesenkt und damit auch die depressive Symptomatik reduziert werden. Auch beim Gesunden führt Malatoningabe zu Schläfrigkeit, es wird daher von vielen Reisenden nach Transatlantikflügen benutzt, um die durch den „Jet-Lag" bedingten Schlafstörungen rasch auszugleichen. Inzwischen gibt es auch antidepressive Medikamente, die in den Melationinhaushalt des Gehirns eingreifen.

Die Lichttherapie nützt nach dem bisherigen Kenntnisstand nicht viel gegen andere Formen der Depression. Wesentliches Anwendungsfeld ist tatsächlich nur die *„seasonal affective disorder"*.

Schokolade: Bei vielen Depressiven kommt es zu plötzlichen Heißhungerattacken auf Süßigkeiten und zwar typischerweise am späten Nachmittag oder am frühen Abend. Simpler Hunger ist nicht der wesentliche Grund für die zusätzliche Aufnahme von Kalorien, sondern die Süßwaren wirken direkt gegen die depressive Stimmung.

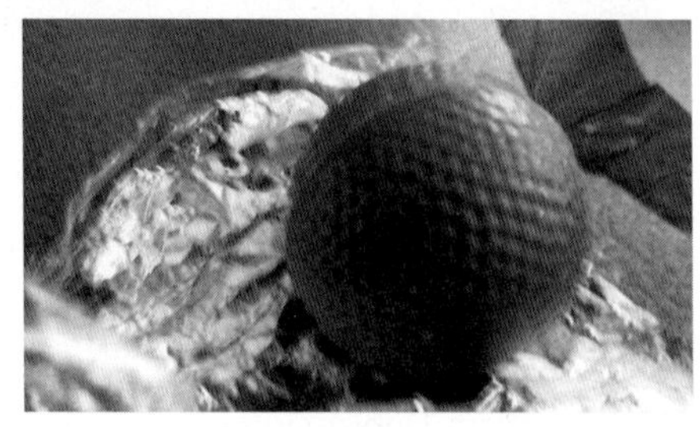

Letztlich belohnt unser Gehirn uns für alle sinnvollen Tätigkeiten. Essen ist aus einer rein biologischen Sicht absolut überlebenswichtig, daher produziert unser Gehirn bei Nahrungsaufnahme kleine Mengen von Glücksbotenstoffen, die uns fühlen lassen: *„Das schmeckt mir gut!"* Je kalorienreicher eine Nahrung ist, umso aktiver wird dieses Zentrum und verführt uns damit dazu, vor allem Speisen zu uns zu nehmen, die dann das berüchtigte Hüftgold oder den berühmten Rettungsring in Höhe des Bauches bilden. Der wichtigste Nährstoff, den alle Zellen brauchen, um überhaupt arbeiten zu können, ist Glukose, d. h. Zucker. Dadurch fühlt man eine dezente, leichte Euphorie, wenn man Bonbons, Lollies, Eiscreme, Kuchen, Torten & Co zu sich nimmt. Das Gehirn belohnt uns für die Aufnahme von Nährstoffen, die es für seine Arbeit benötigt, mit einem winzigen Quäntchen Glück. Diesen Effekt kann man, zumindest theoretisch, antidepressiv nutzen. Besonders für Schokolade ist diese antidepressive Wirkung eingehend untersucht worden, in Schokolade sind offenbar noch weitere Stoffe enthalten, die das psychische Wohlbefinden ankurbeln. Therapeutisch lässt sich diese antidepressive Wirkung von Süßigkeiten dummerweise nur eingeschränkt nutzen, da es auf Dauer zu einer Gewichtszunahme der Betroffenen kommt. Und das macht einen dann wohl auch nicht unbedingt wirklich glücklich.

Schlafentzugstherapie: Ausreichender Schlaf ist wichtig und richtig; wer nachts nur 2 oder 3 Stunden geschlafen hat, leidet am folgenden Tag unter Konzentrationsstörungen und dem sog. „Sekundenschlaf". Aber jeder kennt auch den Effekt, wenn man am Wochenende oder im Urlaub mal mehr als 10

Stunden geschlafen hat: man ist den ganzen folgenden Tag keinesfalls wach und ausgeschlafen, sondern erstaunlicherweise oft träge, müde und lustlos. Das hängt vermutlich damit zusammen, dass der Serotoninspiegel im Gehirn im Schlaf erheblich absinkt (d. h. im Schlaf sind wir alle etwas depressiv!) und sich am nächsten Tag nicht mehr so richtig erholt. Wenn man dagegen nur 6 oder 7 Stunden geschlafen hat, ist man im ersten Moment todmüde, aber einmal wach geworden zeigt sich eine oft erstaunliche bessere Stimmung und Leistungsbereitschaft tagsüber als bei der Schlafmütze.

Your FUTURE
depends
on your
DREAMS
SO GO TO
SLEEP

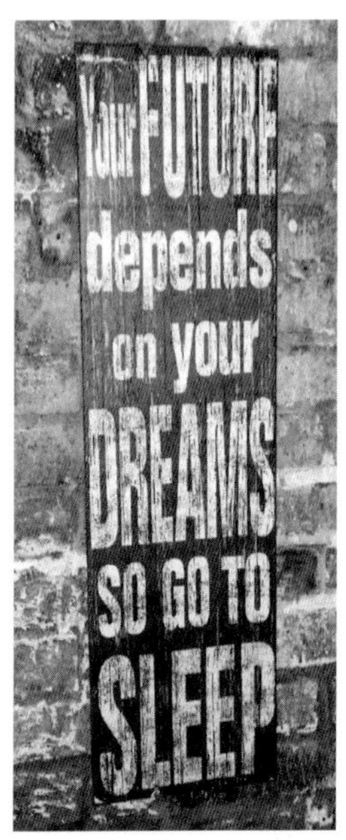

Therapeutische Erfolge bei der Depression wurden auf der Basis solcher Erfahrungen durch die Schlafentzugstherapie erzielt. Depressive schlafen oft zu viel, sie schlafen aber so unruhig, dass sie morgens nicht aus dem Bett finden, wodurch sich die Symptome verstärken. Indem man den Nachtschlaf auf weniger als sechs Stunden verkürzt und die Betreffenden darüber hinaus durch ständige Aktivierung daran hindert, tagsüber zu schlafen, lässt sich die Trübsal lindern.

Der Effekt tritt sonderbarerweise nur ein, wenn die 2. Nachhälfte gestrichen wird, d. h. die Patienten werden nachts um 2:00 Uhr geweckt und müssen dann wach bleiben. Der Effekt tritt nicht ein, wenn die erste Nachthälfte gestrichen wird, d. h. später zu Bett gehen nützt nichts, sondern nur das sehr frühe Aufstehen. Mitunter wird auch totaler Schlafentzug durchgeführt, d. h. jede dritte Nacht bleibt der Patient komplett wach. Die aktuelle Befindlichkeit bessert sich meist nach jedem Schlafentzug. In einer Studie mit über 1.700 Patienten zeigten 60% am nächsten Tag eine deutliche Besserung. Wirksam war der Schlafentzug vor allem bei Patienten mit deutlichem „Morgentief".

Die Schlafentzugstherapie muss über einen längeren Zeitraum regelmäßig fortgesetzt werden. Bei den meisten verändert sich die Stimmung sofort wieder zum Schlechten, wenn sie erneut begannen zu lange zu schlafen.

Heilkrampftherapien: Schon im Mittelalter wurde beschrieben, dass Epileptiker nach einem Krampfanfall oft gehobener Stimmung waren. Erste Erfolge bei der Behandlung von endogenen Depressionen wurden ab den 1930er Jahren durch die Elektroschock-Therapie erreicht. Hierbei werden Elektroden an den Kopf angelegt und es wird ein Stromstoß durch das Gehirn gejagt, der meist zu einem leichten epileptischen Krampf führt. Offenbar bringt dieser Stromstoß die Botenstoffe im Gehirn so durcheinander, dass sie sich hinterher auf einem neuen Niveau einpendeln müssen.

Nach dem Zenit der Elektroschocktherapie in den Jahren zwischen 1930 und 1940 wurde dieses Verfahren in den 1950er bis in die 1980er Jahre kaum durchgeführt, da man glaubte wirkungsvollere Pharmaka gefunden zu haben und die E-Schock-Therapie überdies ins Gerede gekommen war (z. B. durch den Film *„Einer flog übers Kuckucksnest“*). Erst nach 1990 wurde das Verfahren, nun unter der harmloser klingenden Bezeichnung *„Heilkrampft-Therapie“* wieder aufgenommen, da man festgestellt hatte, dass Antidepressiva bei vielen Patienten nicht wirken bzw. nach mehreren Jahren ihre Wirkung verloren hatten. In rund 70% der therapieresistenten Fälle führt die Heilkrampfbehandlung doch noch zu einer Linderung der Symptomatik. Ein Teil der bislang therapieresistenten Patienten sprach nach einem solchen E-Schock überhaupt erst auf Medikamente an. Da es sich heute bei Anwendung dieses Verfahrens fast ausnahmslos um Patienten handelte, bei denen sonst gar keine Therapie anschlägt und die Heilkrampfbehandlung als letzte Methode der Wahl angesehen wird, ist dies ein erstaunliches Ergebnis. Die im Kino-Film immer grausam dargestellte Elektroschocktherapie wird heute verhältnismäßig schonend durchgeführt. In der Regel werden für ein Behandlungsintervall zwischen 6 und 12 Schocks verabreicht, meist 2× bis 3× pro Woche. Direkt nach der Behandlung besteht eine gewisse Desorientiertheit, die sich aber in der Regel rasch bessert.

Harmloser ist die kortikale Magnetstimulation. Hierbei wird kein Stromstoß durch das Gehirn gejagt, sondern es werden große Spulen direkt an den Kopf gelegt, die schlagartig starke Magnetfelder produzieren können. Das Verfahren wurde ursprünglich entwickelt, um etwas über die Funktionsweise unseres Gehirns zu erfahren, zeigte aber Effekte einer Linderung von Depressionen, wenn man im Bereich der Stirnlappen des Gehirns eine Salve von repetitiven Magnetimpulsen verabreichte.

Daraus entwickelte sich inzwischen die moderne Variante der „Magnetokonvulsionstherapie“; hier wird doch wieder ein Krampfanfall ausgelöst, aber nicht durch einen Stromstoß, sondern mithilfe starker Magnetfelder. Das Verfahren umfasst Elemente sowohl der Heilkrampfbehandlung wie auch der Magnetstimulation. Bei der Magnet-Konvulsionstherapie gibt es aber geringere Nebenwirkungen.

Ein anderes neues Verfahren ist die Tiefenhirnstimulation (*„deep brain stimulation“*). Man hatte festgestellt, dass bei depressiven Menschen bestimmte Hirnareale übermäßig aktiv andere aber passiv sind. Ziel der Tiefenhirnstimulation ist es, diese krankhaft veränderte Aktivität durch hochfrequente elektrische

Impulse über implantierte Elektroden zu beeinflussen. Verwendet werden winzige Elektroden, die mit einer Art Schrittmacher verbunden sind, der meist unterhalb des Schlüsselbeines implantiert wird. Über einen externen Computer kann man dann Frequenz und Intensität der elektrischen Impulse so lange verändern, bis die Depressionen sich vermindern.

Die heute auch am häufigsten angewandte nicht-medikamentöse Behandlung ist die Psychotherapie. Die klassische Psychoanalyse geht auf Sigmund Freud (1856 - 1939) zurück. Er ging davon aus, dass jeder Mensch in der Kindheit Grundmuster entwickelt hat, wie er sich in Beziehungen und bei Konflikten verhält. Diese Grundmuster sind im Unbewussten verankert und beeinflussen das Denken und Handeln. Diese ungelösten Konflikte aus der Kindheit werden durch die Psychoanalyse bearbeitet und bewältigt.

Eine Verhaltenstherapie arbeitet überwiegend mit den Problemen, die aktuell bestehen. In der Verhaltenstherapie wird zwar auch auf Ursachen in der Kindheit und Jugend geschaut, es wird jedoch eher von einem lerngeschichtlichen Hintergrund ausgegangen. Aktuelle, fehlerhafte Verhaltensweisen oder dysfunktionale Denkmuster stehen im Vordergrund. Jede Psychotherapie zielt darauf ab, neue Einstellungen und Verhaltensweisen zu erarbeiten, die eine bessere Lebensqualität ermöglichen. Die Verhaltenstherapie ist also kein Selbstläufer. Um Fortschritte zu machen, muss man aktiv mitarbeiten

Nach dieser zugegebermaßen leider eher trockenen Einführung in unterschiedliche Formen von Depressionen und deren medizinische und pharmakologische Behandlungsansätze beginnt ab hier nun endlich der eigentliche Übungsteil:

ICH BIN DER BOSS!

» *Kleine Fee – rette mein Herz!*
Kleine Fee – linder den Schmerz!
Ich flehe dich an – hilf mir zu leben!
Lass mich nicht mehr vor Leid erbeben!
Bitte bleib bei mir – lass mich nicht allein!
Ich kann nicht länger einsam sein!
Halt meine Hand – ich bin so in Not!
Ich spüre in mir den kalten Tod! [N. P.]

Sie fühlen sich negativen Emotionen und Gedanken hilflos ausgeliefert, ob Sie es wollen oder nicht? Sie grübeln immer wieder über Dinge, die Sie nur belas-

ICH
bin der Boss in
meinem Kopf!

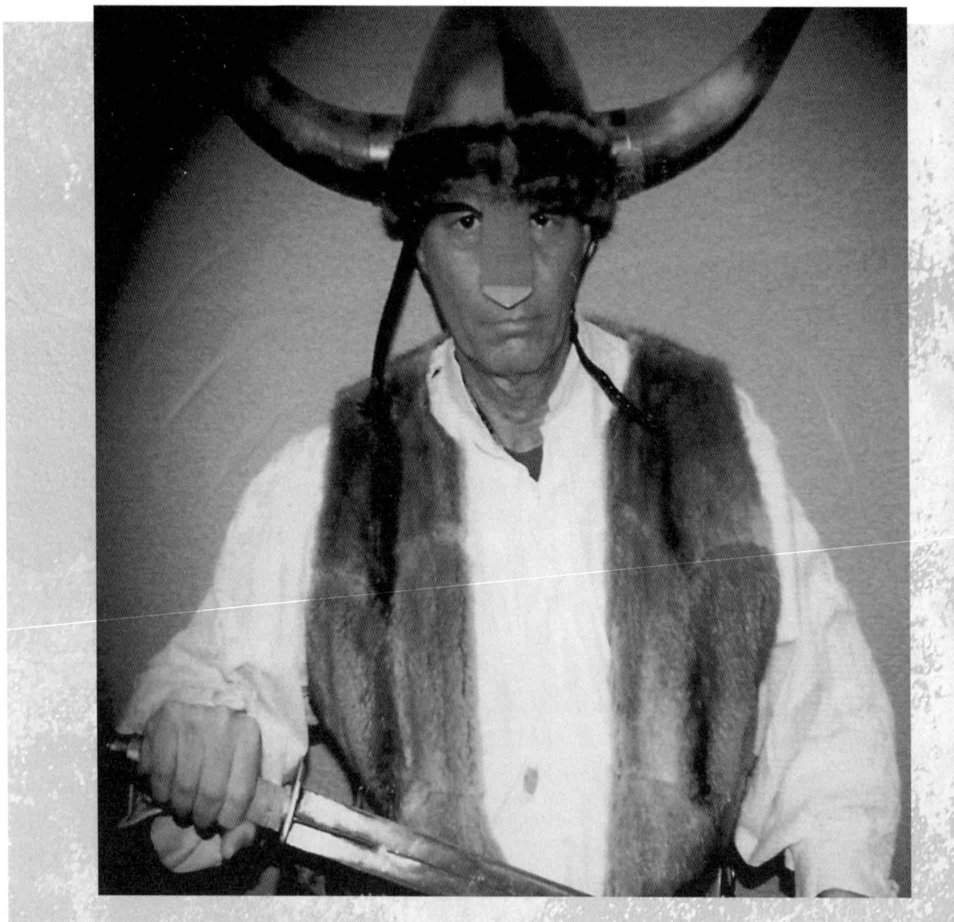

ten und sind unfähig diese Gedanken abzustellen? Die schlechte Stimmung hat Sie fest im Griff und Sie haben das Gefühl, dem nicht entkommen zu können? Das ist völliger Blödsinn! Entschuldigung, aber das musste jetzt mal gesagt werden, denn es ist **IHR** Kopf und **IHR** Gehirn und niemand anderes als Sie selbst entscheiden darüber, was dieser Kopf denkt und fühlt. Bitte mache Sie sich von heute an eines klar:

„Ich bin der Boss in meinem Kopf!"

Das heißt, **SIE** entscheiden, welche Gefühle und Gedanken zugelassen werden und welche nicht.

Wenn sich negative, belastende, zermürbende Emotionen und Denkweisen in Ihrem Kopf ausbreiten, dann lassen **SIE** selbst das zu. Ebenso gut können Sie diese Gefühle und Gedanken auch abblocken und aus Ihrem Kopf verjagen. **SIE** entscheiden darüber, was Sie denken möchten und was nicht. Halten Sie sich das ab jetzt vor Augen: **Sie sind der Boss in Ihrem Kopf!**

JEMAND LÜGT SIE AN!

Die Depression, die sich in Ihrem Kopf breitgemacht hat, ist mit einem bösen Dämon vergleichbar, der Sie nach Strich und Faden anlügt, um immer mehr Macht über Ihre Gedanken und Gefühle zu bekommen. Natürlich glaube ich nicht wirklich an Dämonen, Teufel oder Geister, aber es ist ein sinnvoller bildhafter Vergleich, mit dem man ganz gut arbeiten kann.

Vermutlich kommen Sie hin und wieder auf die wirklich gute Idee, etwas Schönes zu unternehmen. Zum Beispiel einfach mal an der frischen Luft spazieren zu gehen. Das findet dieser Dämon gar nicht gut, denn alles, was Sie unternehmen und was Ihnen Spaß bereiten könnte, raubt diesem kleinen Teufelchen seinen Einfluss. Also wird er Ihnen mit süffisanter Stimme einflüstern: *„Aaaaach... da hast Du doch eigentlich gar keine Lust zu. Bestimmt fängt es noch an zu regnen. Und ganz sicher wirst Du diese geschwätzige Nachbarin treffen, die Dich ausfragt ... Bleibe lieber zu Hause, in Deinen vier Wänden, hier ist es sicherer..."*

Und wenn Sie auf die Idee kommen etwas Sinnvolles zu tun, vielleicht den Schlafzimmerschrank endlich mal aufzuräumen oder mit der Steuererklärung anzufangen oder den Rasen zu mähen, dann spricht dieses düstere Gespenst sofort: *„Nööööö... Jetzt isses doch echt gerade schlecht ... irgendwie ist heute kein guter*

Tag dafür, mir fehlt im Moment die Kraft... Morgen, morgen ganz bestimmt. Aber bloß nicht heute. Heute ist mir das echt alles viel zu viel.“

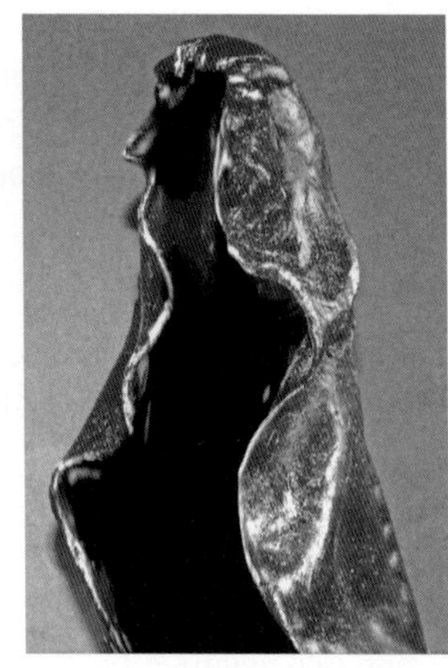

Und wenn ein guter Freund anruft und fragt, ob Sie heute Abend mit ins Kino kommen, da läuft nämlich ein prima Film, dann springt der Dämon sofort aus seiner Jauchekuhle hervor und Sie hören sich selbst ins Telefon sagen: *„Äh ... neee... Tut mir echt leid. Heute geht's gar nicht.“* Dabei denken Sie nicht an den spannenden Film mit netten Leuten um Sie herum, sondern daran, dass Sie im Gewühl der Menschen im Kino vielleicht Angst bekommen könnten. Solche Unternehmungen wären aber positive Verhaltensweisen, die Ihnen guttun und die Macht der Depression brechen würden.

Ihre Aufgabe besteht nun darin, zu unterscheiden zwischen dem, was Sie selbst wirklich möchten und dem Quatsch, den die Depression Ihnen einredet. Und jedesmal, wenn Sie den Dämon dabei erwischen, dass er Ihnen wieder etwas Schönes ausreden will, dann sagen Sie ihm:

„Halt' Deine Fresse!“

Und dann machen Sie das, was Ihnen gut tut.

 DEN TAG STRUKTURIEREN !

Der Tagesablauf der 26-jährigen Anja D. ist vom Nichtstun geprägt. Sie wohnt bei Ihrem Vater, der tagsüber zu seiner Arbeit fährt und ist dann alleine zu Hause. Die Ehe der Eltern ist geschieden. Anja liegt meist bis gegen 10:00 Uhr im Bett. Sie sagt, sie spüre jeden Morgen Ängste. Auf die Frage wovor, meinte sie „Vor dem Leben. Dass ich es nicht schaffe.“ Vormittags spielt sie manchmal Geige, aber auch nur unter Qualen. Nachmittags legt sie sich schlafen, abends ist eigentlich nur Fernsehen angesagt. Gelegentlich, etwa einmal pro Woche, geht sie zu einer Selbsthilfegruppe psychisch Kranker. Auch dort fühlt sie sich nicht wohl. Gegen 22:00 Uhr verzieht sie sich ins Bett. Die Frage, ob sie sich wenigstens an Hausarbeiten (z. B. Kochen) beteiligen könne, um etwas zu tun zu haben, wurde verneint. Sie kann das ja gar nicht; sie hat es nicht gelernt zu kochen. Außerdem fehle ihr der Antrieb dazu. Sie könne sich zu nichts aufraffen. Am liebsten würde sie den ganzen Tag verpennen, könne aber nicht wirklich schlafen. Auf konkrete Nachfrage gibt sie zu, Suizidgedanken zu haben. Sie quält sich nur durch den Tag. Den Selbstmord würde sie mit Tabletten durchführen, davon habe sie ja genug. Danach wäre die Traurigkeit endlich weg. Wenn sie genau wüsste, was sie im Tod erwartet, hätte sie es schon getan, aber sie hat Angst vor dem Sterben.

Ein wesentliches Problem von Patienten mit schweren Formen der Depression ist ihre völlige Handlungsunfähigkeit. Typisch ist, dass die Betroffenen schlecht geschlafen haben, was unter anderem daran liegt, dass sie den ganzen vorangegangenen Tag nichts getan haben, was sie körperlich beansprucht und damit müde gemacht hätte. Folge ist, dass sie morgens den Weg aus dem Bett nicht finden. Zu langes Schlafen verstärkt aber wiederum die depressive Grundstimmung. Den ganzen Tag bringen sie nichts Vernünftiges zustande, sie wollen es, aber irgendwie fehlt jegliche Kraft und Motivation sich aufzuraffen, um mit einer Tätigkeit anzufangen. Abends gehen sie trotzdem erschöpft ins Bett und machen sich Vorwürfe, wieder einen ganzen Tag verplempert und nichts Sinnvolles getan zu haben und verfallen nun in Grübeleien über die Minderwertigkeit und Sinnlosigkeit ihres Lebens.

Hier hilft nur ein klar strukturierter Tagesplan, in dem minutiös festgehalten wird, wann was zu erledigen ist. Es handelt sich dabei nicht nur um die übliche *What-to-do*-Zettelwirtschaft, sondern um einen Tages- oder Wochenplan, auf dem minutiös jede Kleinigkeit mit einer Uhrzeit verzeichnet werden muss.

Das könnte für die oben beschriebene Anja D. etwa so aussehen:

07:00 aufstehen + ca. 07:15 Waschen, Zähneputzen, Anziehen
07:30 Frühstück
08:00 Frühstückstisch abräumen, Geschirr in die Spülmaschine
08:15 Einkaufen oder alternativ eine Runde spazieren gehen
09:15 Wohnung aufräumen, Staubsaugen, Bad + Küche saubermachen
10:30 Französisch-Text bearbeiten, französische Vokabeln lernen
12:00 kleines Mittagessen vorbereiten, Mittag essen
13:00 Geschirr abräumen, Töpfe + Küche saubermachen
13:30 Geige üben
14:30 Computer-Surfen, Emails + Post beantworten
16:00 Sport-treiben
17:00 Abendessen vorbereiten, kochen
18:00 Abendbrot mit Papa
19:00 Zeit für besondere Aufgaben
20:00 TV
22:00 ins Bett gehen, dort noch lesen

Menschen mit schweren Formen einer Depression fehlt meist die Kraft, diese Tagespläne von sich aus durchzuhalten; sie müssen zunächst von einem Familienangehörigen angeleitet und überwacht werden. Dazu eignet sich notfalls der Urlaub eines Elternteils oder des Partners, in dem man trainiert, die einzelnen Termine einzuhalten und alles abzuhaken, was erledigt wurde. Das Abhaken ist wichtig, denn nur auf diese Art kann man sich vor Augen halten, was geschafft wurde. Wenn man es erreicht hat, dass der Patient den Tagesplan mit Hilfe eines Angehörigen durchhält, fängt man an, die Überwachung allmählich zu reduzieren. Mit etwas Glück hat der depressive Patient gelernt, dass er oder sie etwas aktiver, wacher, lebendiger und lebensfroher ist, wenn sinnvolle Tätigkeiten durchgeführt wurden, und ist dann von sich aus motivierter, den Tagesplan weiter abzuhaken. Problem ist immer, dass Betroffene mit schweren Depressionen zwar etwas tun wollen, aber sie haben das Gefühl, sie können es einfach nicht. An diesem Punkt ist immer wieder die Unterstützung und Ermunterung durch Angehörige gefragt. Die meisten Depressiven spüren leider zunächst kaum Stolz darauf, etwas Produktives geleistet zu haben. Falls das der Fall ist, muss man mit Belohnungen arbeiten. D. h. für den vollständig abgehakten Tagesplan gibt es einen Kuss, eine freudige Umarmung oder auch eine Überraschung z. B. in Form von Eiscreme. Strafen für Nicht-Erledigtes sind meist schwer durchhaltbar, generell besser ist es, mit Belohnungen zu arbeiten.

Menschen, die niemanden haben, der sie dabei unterstützt solche Tagespläne durchzuhalten, sollten mit kleinen Schritten anfangen. Manche sind kaum in der Lage sich einen Tee zu kochen; selbst das erfordert mehr Energie als sie aufbringen. Hier sollte man sich auf EINE Sache konzentrieren. Das ist für einen Menschen mit schwerer Depression schon viel. Ein ganzer Tagesplan würde den Patienten völlig überlasten. Aber eine Aufgabe am Tag, das ist erreichbar und schafft einen leichten Hauch erster Erfolge, die sich dann steigern lassen. Als nächstes vielleicht zwei Aufgaben?

Eine Vorlage für einen Tagesplan ist hier:

	Montag	**Dienstag**	**Mittwoch**	**usw...**
07:00				
07:15				
07:30				
07:45				
08:00				
08:15				
08:30				

	Montag	Dienstag	Mittwoch	usw...
08:45				
09:00				
09:15				
09:30				
09:45				
10:00				
10:15				
10:30				
10:45				
usw...				

MACH' WAS GUTES!

Eine Studentin sitzt draußen auf dem Flur und wartet auf Ihre mündliche Prüfung. Sie hat hektische rote Flecken im Gesicht, ihre Hände nesteln unruhig mit einem kleinen Spielzeug, ihre Stimme zittert leicht, als ich sie anspreche. Sie bestätigt mir, dass sie sich wirklich gründlich auf die Prüfung vorbereitet hat und eigentlich absolut sicher ist, alle Themen sauber zu beherrschen. *„Das nützt aber alles nichts"*, ergänzt sie, *„ich bin trotzdem total aufgeregt!"*

Gefühle lassen sich zwar durch Gedanken beeinflussen, aber nicht völlig beherrschen. Typische Beispiele sind, wie hier, Angst vor einer Prüfung oder z. B. auch Eifersucht, weil man glaubt, dass der Partner bzw. die Partnerin fremdgeht. Rational kann man sich tausendmal sagen: *Das ist doch Quatsch, das bildest Du Dir nur ein*, aber das nagende Gefühl bleibt dennoch. Jähzorn ist ein anderes Beispiel, man wird impulsiv wütend und sagt Dinge, die einem hinterher leidtun. Es ist schwierig, gegen solche Gefühle rational vorzugehen. Eine Depression ist auch eine solche Emotion. Die Vernunft sagt einem: *Es geht Dir doch gut, Du hast doch alles!* Und dennoch besteht ein tiefgründiges Gefühl innerer Unzufriedenheit. Trotzdem gibt es eine Möglichkeit zu lernen, damit umzugehen:

Gefühle lassen sich am besten durch andere Gefühle beeinflussen. Nichts hilft gegen eine negative Stimmung so gut wie ein positives Ereignis!

Unangenehme Emotionen wie Traurigkeit, Melancholie, Einsamkeit & Co verdunsten allmählich, wenn man etwas tut, was man als angenehm empfindet und sich auf dieses positive Gefühl konzentriert.

Ihr Arbeitsauftrag ist nun:

Gönnen Sie sich jeden Tag etwas Schönes!

Wenn die Stimmung negativ wird, dann grübeln Sie nicht über die Stimmung nach, sondern denken Sie darüber nach, was Sie Positives für sich selbst tun können!

Jeder Tag sollte mindestens ein Highlight haben, auf das Sie sich freuen können. Was könnten Sie heute für sich selbst Gutes tun? Woran haben Sie Spaß? Vielleicht gehen Sie einfach mal Shopping und kaufen sich etwas? Oder Sie telefonieren ausgiebig mit einem Freund /einer Freundin? Vielleicht haben Sie ein Hobby, dem Sie nachgehen möchten? Oder Sie basteln ein Geschenk für jemanden? Oder Sie gönnen sich einen langen Spaziergang? Es gibt unzählige Möglichkeiten und viele davon kosten nicht einmal Geld, bringen aber einen Zuwachs an Lebensfreude!

Es wird Ihnen am Anfang nicht leicht fallen, wenn Sie etwas Schönes tun, sich an dem Schönen zu erfreuen. Der „Dämon Depression“ wird auch versuchen Ihnen solche guten Ideen auszureden und Tausendmillionenhundert Gründe erfinden, damit Sie diese Dinge nicht tun. Das kennen wir ja schon und haben gelernt, nicht auf diese dunkle Gestalt zu hören. Dennoch, oft herrscht im Kopf eine innere Leere, eine Gefühllosigkeit vor, die verhindert, dass man schöne Dinge auch als schön empfindet. Sie tun etwas, was eigentlich angenehm sein sollte, aber das Glücksgefühl bleibt aus.

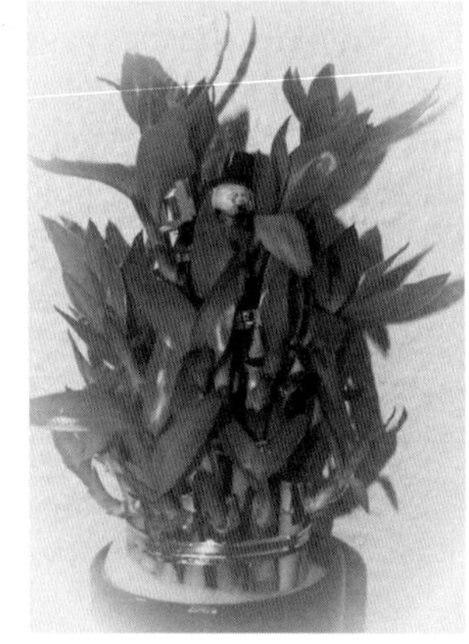

In einem altchinesischen Gleichnis sollten junge Novizen lernen, sich um eine Pflanze zu kümmern. Jeder steckte also brav ein Samenkorn in den Blumentopf. Eines Tages beobachtete der Mönch, der die Gärtnerei leitete, wie ein junger Novize im Blumentopf herumwühlte und das sprießende Samenkorn aus der Erde herausholte und anschaute. Auf die erstaunte Frage, was er denn da mache, antwortete der Novize: *„Ich muss doch schauen, ob der Same schon gewachsen ist!“*

Was lernen wir aus diesem Beispiel? Man darf am Anfang nicht zuviel verlangen. Die Lebensfreude ist ein zartes Gewächs, wenn Sie es täglich pflegen, wird diese Pflanze jeden Tag etwas größer. Und irgendwann werden Sie wieder einen leichten Hauch von Euphorie spüren, wenn Sie etwas gemacht haben, was Ihnen eigentlich Spaß bringt. Am Anfang, wie bei dem Samen in der Erde, ist nichts zu sehen und nichts zu spüren, obwohl das Samenkorn schon austreibt. Mit positiven Gefühlen ist das ebenso. Machen Sie einfach viele von den Dingen, von denen Sie wissen, dass sie Ihnen eigentlich Spaß bringen, aber versuchen Sie dabei nicht krampfhaft nun endlich etwas Positives zu spüren. Die Gefühle von Spaß, Lust und Glück kommen von alleine; man kann sie nicht mit Gewalt aus der Erde ziehen.

DIE TAMAGOTCHI-THEORIE

Kennen Sie noch das *„Tamagotchi"*? Ein kleines Computerspielzeug, das in der Mitte der 1990er Jahre modern wurde. Es ging um ein digitales Tierchen, welches (wie ein echtes Lebewesen), ständig gehegt, gepflegt und gefüttert werden musste. Wenn man dem Tamagotchi viel Zeit widmete, wurde es immer größer und stärker. Wenn man es vernachlässigte, weil einem das reale Leben wichtiger war als ein Computerspiel, dann wurde das digitale Wesen immer kleiner und verhungerte schließlich regelrecht.

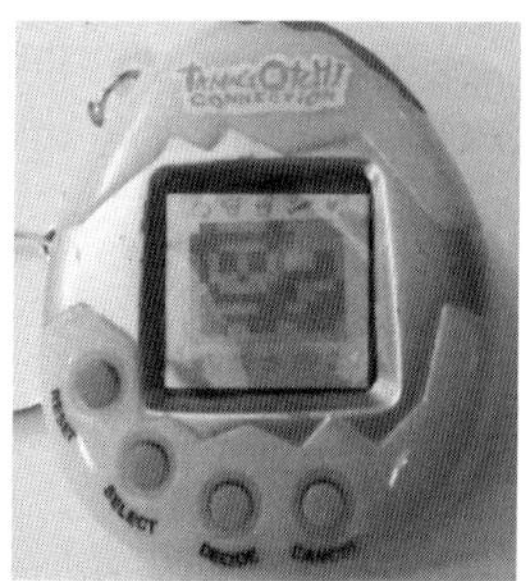

> *Ihre Depression ist ein Tamagotchi!*

Ihre Depression lebt davon, dass Sie sich mit ihr beschäftigen. Jede Minute, die Sie sich negativen Gedanken hingeben, füttern Sie die Depression und aus einem kleinen, unbedeutenden Gefühl wird ein riesiges, dunkles Wesen, das immer mehr Macht über Ihr Leben gewinnt.

Je weniger Sie sich aber mit der Depression beschäftigen, umso kleiner wird sie. Je mehr Sie aktiv werden, etwas unternehmen, Dinge tun und die Depression einfach nicht beachten, um so winziger wird sie, verzieht sich irgendwann beleidigt in die hinterste Ecke und Sie sind die Depression los!

Bitte merken Sie sich:

Jede Minute Ihres Lebens, die Sie den dunklen Grübeleien opfern, macht die Depression stärker.

Lassen Sie das Monster der trüben Stimmung einfach verhungern!

Jede Minute aber, in der Sie etwas Lebensfreude empfinden, schwächen Sie die Depression!!!

 ICH WÄRE SO GERNE EIN SMARTPHONE

Besitzen Sie eigentlich ein Smartphone (oder wahlweise auch ein Handy oder Tablet)? Die meisten Menschen haben heute so ein Gerät und sie hängen ihr Smartphone abends liebevoll ans Ladegerät, damit es am nächsten Morgen leistungsbereit und funktionsfähig ist.

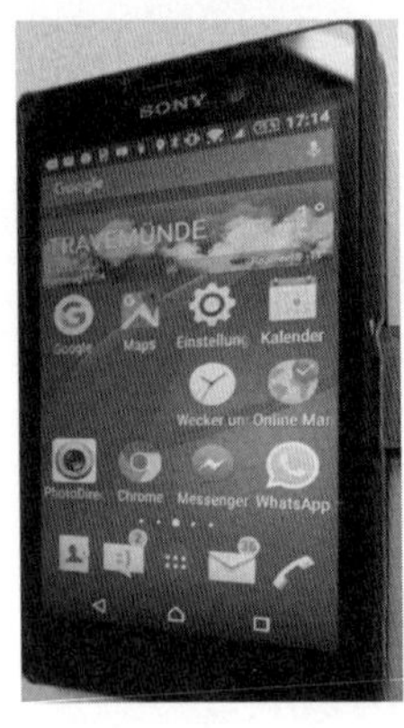

Was passiert, wenn man das nicht tut? Die Frage ist lapidar: *Klar*, werden Sie jetzt antworten, *dann ist die Batterie am nächsten Tag leer und das kleine Mistding funktioniert nicht mehr*. Und erfahrungsgemäß passiert das genau dann, wenn man das Teil am dringendsten braucht. Also wird es zum Ritual, drauf zu achten, dass die Batterien immer schön voll sind.

Aber: Achten **SIE** eigentlich darauf, dass **IHRE** eigenen Batterien auch immer schön voll sind?

Im Stress unserer modernen Welt beachten die meisten Leute heute mehr die Funktionsfähigkeit ihre elektronischen Displays als die eigene Funktionsfähigkeit. Wer glaubt, dass er (oder sie) rund um die Uhr funktionieren muss, wird irgendwann ein Problem mit den eigenen leeren Batterien haben. Und tiefentladene Batterien, das Problem kennt man ja auch, sind oft völlig hinüber und können weggeschmissen werden. Eine solche Tiefentladung beim Menschen nennt man heute „*Burnout*".

Auch für Menschen gibt es Ladegeräte. Nachtschlaf ist die wohl wichtigste Möglichkeit, seine Leistungsfähigkeit wieder herzustellen, reicht aber alleine nicht. Um sich selbst aufzuladen, muss man in seinem Leben Freiräume haben und für sich selbst etwas tun, was man als angenehm empfindet. Das ist allerdings für jeden Menschen etwas anderes. Der eine genießt es, zu Hause eine Tasse Tee zu trinken und dabei ein gutes Buch zu lesen; der andere lädt seine Batterien beim Motorradfahren auf, gemütlich über die Landstraße: *rein in die Kurve, raus aus der Kurve*; der nächste braucht das Remmidemmi und schöpft seine Energie tatsächlich aus Techno-Partys mit dröhnender Musik. Ein anderer hat ein Hobby, sammelt alte Uhren und erfreut sich, wenn er ein kaputtes Stück wieder zum Laufen gebracht hat. Für den nächsten, bevorzugt mit einem sitzenden Job, ist Sport der Ausgleich, egal ob Fußball-Spielen, Schwimmen, Mucki-Bude oder Radfahren.

Schreiben Sie hier einmal die Möglichkeiten auf, die Sie haben, um Ihre Batterien aufzuladen:

Tätigkeit:	**Ich mache das:**
	[ ] nur alle paar Monate mal [ ] nur alle paar Wochen mal [ ] ein- oder zweimal die Woche [ ] drei- oder viermal die Woche [ ] täglich oder fast täglich
	[ ] nur alle paar Monate mal [ ] nur alle paar Wochen mal [ ] ein- oder zweimal die Woche [ ] drei- oder viermal die Woche [ ] täglich oder fast täglich
	[ ] nur alle paar Monate mal [ ] nur alle paar Wochen mal [ ] ein- oder zweimal die Woche [ ] drei- oder viermal die Woche [ ] täglich oder fast täglich
	[ ] nur alle paar Monate mal [ ] nur alle paar Wochen mal [ ] ein- oder zweimal die Woche [ ] drei- oder viermal die Woche [ ] täglich oder fast täglich
	[ ] nur alle paar Monate mal [ ] nur alle paar Wochen mal [ ] ein- oder zweimal die Woche [ ] drei- oder viermal die Woche [ ] täglich oder fast täglich

Die Technik ist da, aber sie wird oft nicht benutzt: Sollten Sie nun feststellen, dass Sie genügend Tätigkeiten kennen, mit denen Sie Ihre Batterien eigentlich aufladen könnten, es aber viel zu selten tun, wäre die nächste Frage: Wie können Sie das ändern? Was hindert Sie wirklich, positive Dinge zu erleben? Ist das nicht letztlich nur eine Frage der Prioritäten? Warum ziehen Sie andere Aufgaben vor und achten auf sich selbst zuletzt?

JAMMERLAPPEN

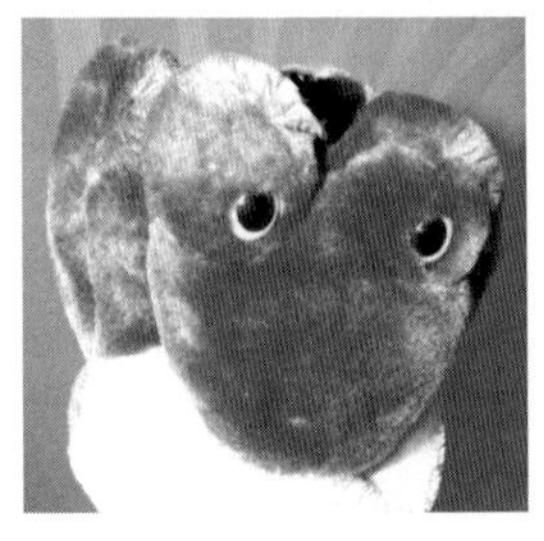

Nach Angaben von UNICEF stirbt weltweit alle 10 Sekunden ein Kind. Während in anderen Ländern diese Erde die Menschen so arm sind, dass Eltern dabei zusehen müssen, wie ihre Kinder hungern, haben bei uns selbst die Armen ein Dach über dem Kopf, ausreichende Ernährung und Bekleidung. Deutschland gehört mit zu den 10% der reichsten Länder dieser Erde, dennoch beklagen sich die Deutschen von allen Menschen dieses Planeten wohl am liebsten. Das scheint irgendwo in unserer Natur zu liegen. Wenn im Gespräch jemand beginnt, das Klagelied zu singen, stimmen die anderen sofort ein und behaupten, dass es ihnen ja noch viel, viel, viel schlechter geht als allen anderen.

Jammern hat eine durchaus entlastende Funktion. Gemeinsam über Krankheit, Stress, den ständig kläffenden Hund der bösen Nachbarn, zuviel Arbeit bei zu wenig Geld, Steuerlast, verrückte Politiker, Terrorismus oder Umweltverschmutzung zu jammern, zeigt einem, dass es anderen auch nicht besser geht. Manchmal tut es einfach gut, mit anderen über seine Probleme jammern zu können. Man kann nicht immer nur *keep smiling* machen und die Heile-Welt-Fassade aufrecht erhalten, oft ist es gut, mit jemandem darüber reden zu können, wie schlecht es einem wirklich geht! Welche Menschen haben Sie, bei denen Sie das herauslassen können, mit denen zusammen Sie prima jammern können:

Andererseits besteht die Gefahr, dass es einen mental immer weiter in den Abgrund zieht, wenn man zuviel jammert. Jeder Tag, den man leben darf ist kostbar. Statt sich ständig zu beklagen, könnte man ebenso gut zufrieden sein und diesen Tag genießen. Natürlich kann man sich über alles Mögliche beklagen, aber was genau ändert das?

Wird es nicht Ihre Stimmung bessern, wenn Sie sich einmal auf die positiven Anteile Ihres Lebens konzentrieren? Wenn Sie nicht mehr daran denken: *„Ich bin ja so belastet"*, sondern wenn Sie darüber nachdenken, was Sie an dem heutigen Tag Positives erreicht haben? Wem haben Sie geholfen? Was ist Schönes geschehen? Jeder Tag hat auch immer positive Aspekte.

Statt mit anderen in das Gruppengeheule einzustimmen, dass es uns allen ja sooooo schlecht geht und dass früher alles besser war, berichten Sie anderen Menschen im Gespräch einfach mal, was Ihnen in den letzten Tagen Positives widerfahren ist, was gut war oder was Sie geschafft haben. Und wenn nichts gut war an dem Tag, dann machen Sie etwas Gutes, helfen Sie jemandem, spenden Sie etwas Geld für eine gemeinnützige Gesellschaft oder beginnen Sie endlich die Diät, die Sie schon so lange vor sich hergeschoben haben.

Statt weiter zu jammern: Protokollieren Sie für die kommende Woche hier die positiven Ereignisse oder Erfolge kurz auf dieser Seite:

WOCHENTAG	**POSITIVE EREIGNISSE**

LEBENSLÄUFE ANALYSIEREN

Oft sieht man, wie es ja ein Sprichwort behauptet, den Balken im eigenen Auge nicht, wohl aber den Splitter im Auge des anderen. Letztlich neigen wir dazu, blind zu sein gegen eigene Probleme, sehen aber durchaus dieselben oder ähnliche Schwierigkeiten im Leben anderer. In dieser Übung geht es darum, lebensgeschichtliche Ursachen dafür zu finden, warum ein Mensch letztlich psychisch krank geworden ist.

Bei Patienten mit schweren Formen einer Depression finden sich fast immer zwei Gemeinsamkeiten: Zum einen eine problematische Kindheit, zum anderen trübselige aktuelle Lebensumstände. Versuchen Sie nun einmal zu erfassen, welche Lebensumstände bei den folgenden Fallbeispielen dazu beigetragen haben, dass eine Depression entstanden ist:

Erstes Fallbeispiel: Greta M.

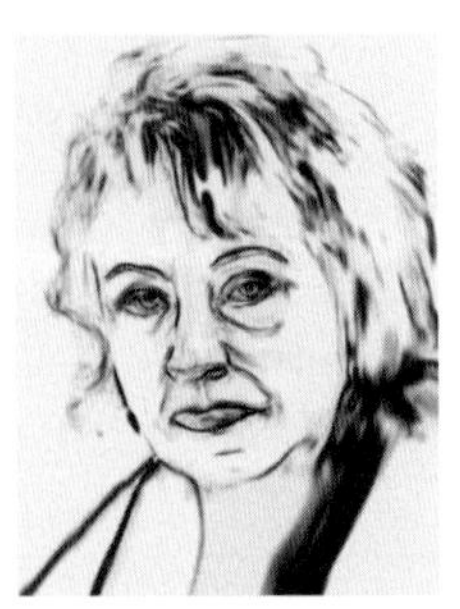

Die heute 57-jährige Greta M. berichtete mir, dass ihre Eltern eine Wäscherei hatten und dadurch in der Kindheit nie Zeit für sie. Nach der Schule war sie bei ihrer extrem strengen Großmutter untergebracht. Schon als Schulkind musste sie in der Wäscherei ihrer Eltern mithelfen. Eine Berufsausbildung machte sie nicht, sondern arbeitete als Heranwachsende einfach in dieser Firma weiter. Die Wäscherei der Eltern wurde dann von ihrer 11 Jahre älteren Schwester übernommen, danach gab es Reibereien, da sie sich ihrer Schwester nicht unterordnen wollte und von dieser tyrannisiert wurde. Um dort herauszukommen, heiratete sie schon mit 18 Jahren und bekam zwei Kinder. Eines davon kam mit einer spastischen Lähmung zur Welt und ist zu 80 % behindert. Die Wäscherei ihrer Schwester sei dann ohnehin „pleite gegangen“, sagte sie.

Ihr Mann kümmerte sich gar nicht um sie und die Kinder. Greta saß mit allen Problemen alleine zu Hause, musste mit dem behinderten Kind ständig zu Therapien fahren, hatte jahrelang keine Zeit für sich selbst. Ihr Ehemann rauchte und trank nicht gerade wenig Alkohol. Sie trennte sich deshalb einmal von ihm, kam dann aber zurück, denn kein anderer Mann hatte Interesse an einer Frau mit behindertem Kind gezeigt.

Der Gatte, ein heute pensionierter Bundeswehrsoldat, sprach zu Hause so gut wie gar nicht mit ihr, es gab auch keine Zärtlichkeit mehr zwischen ihnen. Sie habe es aufgegeben zu versuchen mit ihm zu reden.

Bereits am Vormittag nach dem Einkaufen fühlt sie sich „völlig kaputt" und muss sich hinlegen. Niemand würde zu Hause Rücksicht auf sie nehmen. Ihr gesunder Sohn lädt häufig seine Kinder bei ihr ab, besonders der Enkelsohn sei extrem frech, sie sei dem gar nicht gewachsen, könne sich aber nicht wehren.

Auf die Frage, ob es etwas gäbe, das sie glücklich mache, sagte sie: „Gar nichts. Im Moment erlebe ich nur Tiefpunkte."

Die Patientin wirkt schwer belastet. Freunde hatte sie schon als Kind nicht, da sie nach der Schule in der Wäscherei helfen musste, und sie hat auch heute gar keine Freundschaften, da sie sich ihr Leben lang nur für das Wohl ihrer Kinder aufgeopfert hatte. Mit der Verwandtschaft besteht nur Streit. Ihre Schwiegertochter gibt die Kinder bei ihr ab und fährt dann zu ihren eigenen Eltern. Zu den Schwiegereltern ihres Sohnes hat Greta M. ebenfalls ein gespanntes Verhältnis. Bei Geburtstagen und Feiertagen laden diese die ganze Verwandtschaft ein, nur sie und ihren Mann lasse man aus. Auch mit den Nachbarn gibt es nur Zwistigkeiten. Ihr Mann halte sich da heraus, so dass die Schuld immer auf sie falle.

Greta M. wurde von der behandelnden Psychiaterin überwiesen. Sie nimmt ein Antidepressivum ein, hierdurch hat sie 10 kg zugenommen, was sie erst recht unglücklich gemacht hat. Hinzu kamen dann vor einigen Monaten sonderbare Schmerzen, die von einem Körperteil zum anderen sprangen. Den einen Tag schmerzte der rechte Arm, den nächsten Tag die Nase, dann die linke Schulter oder beide Füße. Die Ärzte äußerten den Verdacht auf Fibromyalgie, dem sogenannten „Weichteil-Rheuma". Infolge dieser Erkrankung zog die Patientin sich immer mehr von der Außenwelt zurück, machte kaum noch Hausarbeiten und klagte ausufernd über ihren Gesundheitszustand. Der vorgelegte Abschlussbericht einer Klinik bestätigte zwar die chronischen Schmerzen, es konnten im medizinischen Sinne aber keinerlei auslösende Ursachen gefunden werden, so dass man hier von einer psychosomatischen Genese ausging.

Welche Problembereiche gibt es Ihrer Ansicht nach hier, die zu der Depression von Greta M. geführt haben? Bitte schreiben Sie Ihre Ideen auf der folgenden Seite auf:

In der Kindheit: ______________________________

____

____

____

Im weiteren Leben: ______________________________

____

____

____

Auslösende Ereignisse für den Ausbruch der Depression: ______________

____

____

____

[Lösungsvorschläge: Problembereiche sind z. B. eine unglückliche Kindheit, Großwerden als „Schlüsselkind", da beide Eltern arbeiteten; strenge Großmutter; unglückliche Ehe; Belastungen durch ein behindertes Kind. Diese Patientin lebt heute praktisch mit ihrer gesamten Umwelt im Zwist. Hinsichtlich der Ehe leben beide nur noch nebeneinander her, zur gesamten Verwandtschaft, selbst zu den eigenen Kindern besteht ein gespanntes Verhältnis; mit den Nachbarn liegt sie im Streit. Es gibt nichts Schönes mehr in ihrem Leben; es besteht kein soziales Netz, gleichzeitig ist Frau M. aber unfähig etwas an ihrem Leben zu verändern. Auslösend für die aktuelle Krise sind Schmerzen unklarer Ursache. Sie ist von ihrem Mann abhängig und traut es sich nicht zu aus diesem Karussell auszusteigen. So ist sie gefangen in einem Gespinst aus negativen Faktoren.]

Nun zum zweiten Fallbeispiel:

Manfred S.

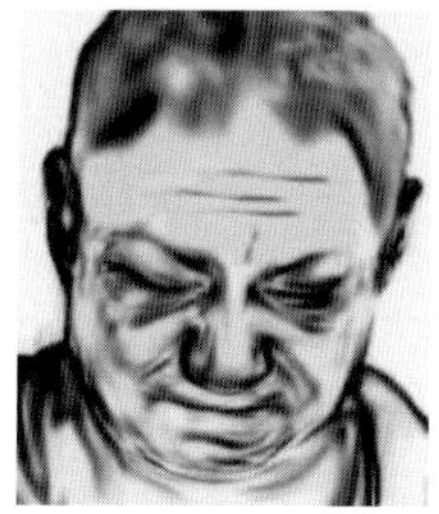

Der 48 Jahre alte Manfred S. war das jüngere von zwei Geschwistern. Seine Mutter starb als er vier Jahre alt war und er wuchs zunächst überwiegend bei den Großeltern auf. Sein Vater war Alkoholiker, arbeitete im Hafen und war gewalttätig, aufbrausend und verprügelte ihn häufig mit der Faust oder auch mit einem extra dafür angeschafften Rohrstock. Wenn er weinte, schlug der Vater ihn deswegen noch mehr und brüllte ihn an, dass Männer nicht heulen dürfen. Als er 12 Jahre alt war, zog die Familie nach Bayern, wo sein Vater eine neue Tätigkeit im Heizungsbau aufgenommen hatte. Manfred musste dann, entgegen seiner eigenen Berufswünsche Heizungsbauer lernen (in derselben Firma wie sein Vater). Das sei „die Hölle" gewesen, da der Vater ihn dort auch tyrannisierte. Als er sein erstes eigenes Geld verdiente, forderte der Vater den größten Teil davon ein, um seinen Alkohol zu finanzieren. Um dem zu entgehen, meldete Manfred sich nach der Lehre freiwillig zur Bundeswehr.

In Hinblick auf seine Kindheit berichtete Manfred S., schon in der Schule eher ein stiller Schüler gewesen zu sein. Ein Lehrer sagte einmal zu ihm, er habe ihn noch nie lachen gesehen. Manfred S. blieb zweimal sitzen und bestand mit Hängen und Würgen den Hauptschulabschluss. Er erlernte den Beruf des Verkäufers, arbeitete als Angestellter im Einzelhandel, lernte dort eine Kollegin kennen und heiratete sie schon nach einem halben Jahr. Das Paar bekam eine Tochter. Das war eine glückliche Zeit. Um mehr Geld zu verdienen, gründete er dann eine eigene Firma, stellte mehrere Mitarbeiter ein und begann mit viel Fleiß gutes Geld zu verdienen.

Dann verstarb seine Frau plötzlich bei einem Unfall im Winter unter grausamen Umständen. Auf dem Weg zu einem Geschäftspartner geriet Manfred S. in einen kilometerlangen Stau, weil ein Tanklastzug in einer Tunneleinfahrt bei vereister Straße in einen PKW gerast war und den Personenwagen völlig zerquetscht hatte. Als die Polizei endlich auch ihn an der Unfallstelle vorbeiwinkte, sah er, dass der kleine Wagen dieselbe Farbe und dieselbe Automarke hatte wie der seiner Frau. Schockiert ging er vom Gas und erkannte dann, dass es tatsächlich das Nummernschild des Wagens seiner Partnerin war. Danach war er monatelang schwer depressiv.

Manfred S. raffte sich schließlich wieder auf und lenkte sich mit Arbeit und noch mehr Arbeit von seinem Kummer ab. Zu Hause erinnerte ihn alles an seine verstorbene große Liebe, also hielt er sich lieber in seiner Firma auf und war schließlich so stark in die Arbeit eingebunden, dass er meist um die 80 Std. pro Woche arbeitete und letztlich regelmäßig nachts nur 4–5 Stunden schlafen konnte. Den Tod seiner Frau konnte er nie völlig verwinden; er lernte andere Frauen kennen, hatte aber immer das Gefühl, seine tote Gattin zu betrügen, wenn er eine neue Partnerschaft eingehen würde. Diesen Lebensstil hielt er mehr als ein Jahrzehnt durch.

Hinzu kamen dann Sorgen um sein Kind. Seine inzwischen 16jährige Tochter, die ihrer verstorbenen Mutter in diesem Alter ähnlich sah wie ein Ei dem anderen, hatte bei einem Berufspraktikum 200,- Euro gestohlen und wurde entlassen. Aktuell hatte sie gerade ihre Lehrstelle gekündigt und trieb sich nächtelang herum, ohne dass er wusste wo. Er machte sich Sorgen, grübelte darüber, was er falsch gemacht hatte. Herr S. gab sich selbst die Schuld, da er sich all die Jahre zuviel um die Arbeit und zu wenig um seine Tochter gekümmert hatte.

Das war der Tropfen, der das Fass zum Überlaufen brachte. Rapide kam es zum mentalen Zusammenbruch. Der inzwischen 38-jährige Manfred S. fühlte sich plötzlich einfach nur noch lustlos, demotiviert, unfähig seinen normalen Arbeitsalltag weiter durchzustehen.

Bei Beginn der Therapie konnte er sich an nichts mehr erfreuen. Oft fühlte er eine unerklärliche Unzufriedenheit mit sich selbst und eine beständige Traurigkeit. Manfred S. litt außerdem unter Konzentrations- und Gedächtnisstörungen, die ihn zusehends besorgten. Er konnte keinem Fernsehfilm mehr folgen, sich die einzelnen Personen nicht merken und den Handlungsstrang nicht mehr verstehen. Er versuchte mit einem neuen Smartphone umzugehen, konnte die Funktionen aber beim besten Willen nicht im Gedächtnis behalten. Er las z. B. eine Tagezeitung, konnte sich aber schon wenig später nicht mehr an den Inhalt erinnern. Außerdem litt er unter Schlafstörungen. Er ging gegen 23:00 Uhr ins Bett, wurde aber etwa gegen 03:30 Uhr wach und konnte danach nicht mehr einschlafen. Nur mit Hilfe von Schlaftabletten gelang es ihm manchmal wenigstens bis zu 6 Std. pro Nacht zu dösen.

Tagsüber plagten ihn stets Nervosität und ein Drang nach Aktivität. Er rannte in der Gegend herum, wollte etwas tun, brachte aber doch wenig Vernünftiges zustande. Auffällig war, dass der Patient nicht längere Zeit stillsitzen konnte, offenkundig wurde er stets von innerer Unruhe geplagt. Manfred S. erhielt das Antidepressivum Fluoxetin®. Er trank bis zu 1,5 ltr. Kaffee am Tag, da er sonst durch die Schlafstörungen zu müde war, um überhaupt etwas zu erledigen.

Welche Problembereiche gibt es hier, die zu der Depression geführt haben?

In der Kindheit: ______________________________

____

____

____

Im weiteren Leben: ______________________________

____

____

____

Auslösende Ereignisse für den Ausbruch der Depression: __________

____

____

____

[Lösungsvorschläge: Verlust der Mutter als Kleinkind, Aufwachsen bei einem gewalttätigen alkoholkranken Vater und Frustrationen durch mehrfaches Sitzenbleiben haben hier schon in der Kindheit die Wurzeln für eine später ausbrechende psychische Störungen gelegt. Zu einer ersten depressiven Episode kam es infolge des plötzlichen Todes seiner Frau. Durch Flucht in den Workaholismus versuchte er, diesen Verlust zu kompensieren. Er war unfähig eine neue Partnerschaft aufzubauen, die vielleicht ein positives Gegengewicht zu seiner Arbeit gebildet hätte. Seine Tochter vernachlässigte er; durch die Ähnlichkeit mit seiner verstorbenen Frau bildete sie einen Stimulus, immer wieder an den Tod seiner Gattin erinnert zu werden. Der Patient war die letzten Jahrzehnte hochgradig aktiv, dies kann er – trotz der Depression – nun nicht mehr abstellen; er ist unruhig, aber sein Drang nach Aktivitäten läuft völlig ins Leere. Hinzu kommt übermäßiger Kaffee-Konsum, der die Schlafstörungen und die nachfolgende Tagesmüdigkeit sicher noch verstärkt.]

Drittes Fallbeispiel: Thekla O.

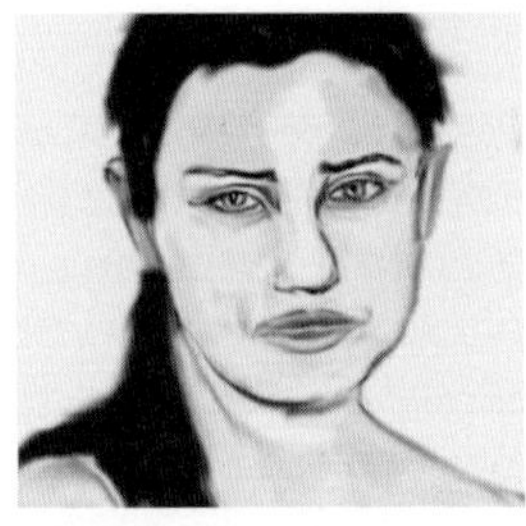

Thekla O. ist eine großgewachsene, relativ füllige junge Frau, dezent geschminkt, lange dunkle Haare. Sie wirkt freudlos, in sich gekehrt und es kommt immer wieder zu Heulanfällen. Thekla O. wurde aufgrund einer schwerwiegenden depressiven Episode nach mehrwöchigem stationärem Aufenthalt in einer psychiatrischen Klinik zur ambulanten Weiterbehandlung überwiesen.

Die derzeit 22-jährige Patientin leidet unter einer seit Jahren bestehenden depressiven Störung, deren Rezidive immer wieder auftreten. Es wurden bereits mehrere akutstationäre Aufenthalte durchgeführt und zwei längerdauernde Unterbringungen in psychosomatischen Rehabilitationskliniken.

Thekla ist das ältere von zwei Kindern. Die Eltern trennten sich, als sie drei Jahre alt war, und ließen sich inzwischen scheiden. Der Vater hat ein Alkoholproblem und hatte die Kinder bei den Wochenendbesuchen kaum versorgt. Mit ihrer Schwester Sonja ist sie heute völlig zerstritten, sie wurde von dieser wegen ihrer Fettleibigkeit schon in der Kindheit ständig provoziert und als „fette Kuh" oder „Qualle" betitelt. Bereits in ihrer Kindheit war Thekla ängstlich, traute sich viele Verhaltensweisen nicht zu und ließ oft der jüngeren Schwester Sonja den Vortritt, die selbstbewusster war. Bei Thekla bestanden schon in Kindheit und Jugend phobische Befürchtungen gerade in sozialen Situationen. Dieser Trend setzte sich in der Schule fort, wo die noch immer zu dicke Thekla, aufgrund ihres überängstlichen Verhaltens, keine Freundschaften zu Klassenkameraden aufbaute, sondern eine Randfigur im Klassenverband spielte.

Ihre Schwester Sonja, die jüngere Tochter, ist inzwischen längst ausgezogen und wohnt mit ihrem Freund zusammen. Auch Thekla hat ein sehr hohes Bedürfnis nach Nähe und Erotik; sie lernte zwar diverse Männer kennen, es gelang ihr aber nicht, eine stabile Partnerschaft aufzubauen. Statt mit einem Partner wohnte sie auch im Alter von 22 Jahren noch mit ihrer Mutter in einer engen Dreizimmer-Wohnung. Das Verhältnis zur Mutter ist ambivalent, Thekla fühlt sich häufig bevormundet, nicht wie eine Erwachsene behandelt. Immer wieder kommt es zu Streitigkeiten zwischen beiden.

Die erste depressive Episode wurde durch einen Liebeskummer ausgelöst, den sie als 14-jährige Schülerin hatte. Nach der Trennung von ihrem damaligen Freund war Thekla stark suizidgefährdet. Die Depression verschwand danach nicht völlig, sondern es traten später immer wieder Episoden auf. Bei hoher Intelligenz gelang es der Patientin trotz ihrer Selbstwertproblematik das Abitur zu bestehen. Sie begann eine Ausbildung zur Industrie-Kauffrau. Zu einer weiteren tiefgreifenden depressiven Episode kam es, als ein neuer Lebensgefährte, den sie in ihrer Firma kennengelernt hatte, sich nach nur 5 Monaten ausgerechnet am Tag vor ihrem Geburtstag abrupt, völlig ohne Ankündigung, per WhatsApp-Nachricht wieder von ihr trennte.

Langfristig war sie der Belastung in der Firma nicht gewachsen. Thekla fiel es schwer neue Kontakte zu knüpfen. Im Rahmen ihrer Ausbildung musste sie etwa alle drei Monate die Abteilung wechseln und sich auf neue Kollegen und andere Arbeitsaufgaben einstellen. Daran scheiterte sie trotz größter Bemühungen letztlich. Die Patientin wurde immer antriebsärmer und zog sich völlig von allen Sozialkontakten zurück, verließ das Haus kaum noch, hatte z. B. Schwierigkeiten selbständig Einkaufen zu gehen, schlief bis zu 12 Stunden am Tag und nahm innerhalb kurzer Zeit weitere 7 kg Körpergewicht zu. Sie drehte sich nur noch weg, wenn die Mutter sie ansprach, ging in ihr Zimmer, legte sich auf das Bett und heulte dort oder starrte nur noch an die Decke.

Die Mutter alarmierte dann den Hausarzt, der sofort eine Einweisung in eine psychiatrische Akutklinik veranlasste, wo Thekla 6 Wochen lang blieb. Der Abschlussbericht beschrieb erhebliche Niedergestimmtheit, Antriebsschwäche, Schlafstörungen, Konzentrationsschwierigkeiten und eine starke Selbstwertproblematik. Medikamentös wurden die Antidepressiva Citalopram®, Cymbala® und Moclobemid® verabreicht. Im Befundbericht war die Rede von einem „Selbsthass" der Patientin, die von ihrer Schwester gemobbt wurde, die sie „zu fett" finde. Die Patientin habe Angst vor anderen Menschen, kaum Freunde und ein gespanntes Verhältnis zu ihrer Mutter. Im Verlauf der stationären Behandlung mit intensiver Therapie kam es zu einer stückweisen Verbesserung des Gemütszustandes.

Welche Problembereiche gibt es hier, die zu der Depression geführt haben?

In der Kindheit: ______________________________

____

____

____

Im weiteren Leben: ______________________________

____

____

Auslösende Ereignisse für den Ausbruch der Depression: ________________

[Lösung: Die Basis für die später entstandene Depression dürfte sicherlich in häuslichen Streitigkeiten und dann Trennung der Eltern zu sehen sein. Der Vater der Patientin litt unter einem Alkoholproblem und hatte die Kinder bei den Wochenendbesuchen kaum versorgt. Die junge Patientin wurde hinsichtlich ihres Männerbildes dadurch geprägt. Sonja, die jüngere Schwester dürfte die „kleine Prinzessin" in der Familie gewesen sein, Thekla fühlte sich zurückgesetzt und wurde aufgrund ihres Übergewichts gehänselt. Dies untergrub schon früh ihr Selbstvertrauen und erzeugte Minderwertigkeitsgefühle. Schon in der Kindheit war sie die Ängstliche, die jüngere Schwester dagegen selbstbewusst. Nach Auszug der Schwester verstärkte sich die pathologische Bindung, da die Mutter selbst keinen Partner fand und sich eng an ihre Tochter klammerte. Durch teilweise überbehütetes und kontrollierendes Verhalten wurde Thekla hierdurch stetig weiter eingeengt, es fand keine eigene Persönlichkeitsreifung statt. Thekla verliebte sich dann immer wieder in andere Männer, die Beziehungen hielten aber nur kurze Zeit. Dies erlebte sie als weitere Kränkung ihres ohnehin angeschlagenen Selbstbewusstseins. Sie steigerte sich in die Hoffnung hinein, deutlich stabiler zu sein und sich geborgener zu fühlen, wenn sie einen Partner haben würde, wobei sie den Fehler einer zu schnellen und zu engen Bindung aber stetig wiederholte. Auch auf ihrer Arbeitsstelle kam es dann zu kognitiven Fehlbewertungen, etwa, die Kollegen würden sie nicht mögen, man würde sie meiden, weil sie zu dick sei, sie entwickelte Ängste Fehler zu machen und erlebte letztlich die Arbeitsstelle nur noch als belastend. Dies führte dann letztlich zu einer weiteren depressiven Episode.]

Viertes Fallbeispiel: Sie selbst!

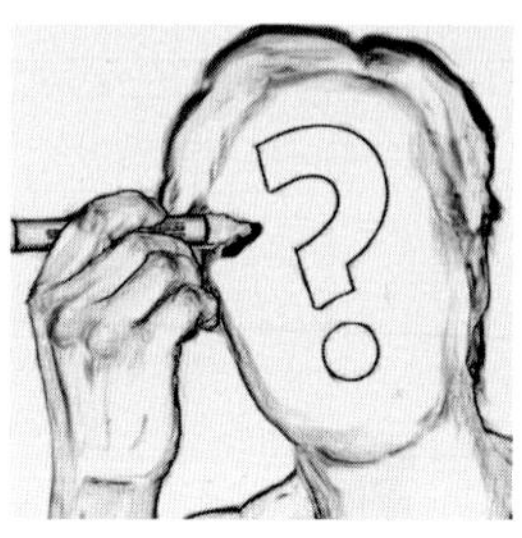

Wir kommen nun zum vierten Fallbeispiel. Wieder geht es darum, aus dem Lebenslauf herzuleiten, warum eine Depression entstanden ist. Der vierte Lebenslauf steht hier jedoch noch nicht, denn das ist Ihr eigener. Schreiben Sie hier einmal die wichtigsten Fakten aus Ihrem Leben kurz auf und finden Sie dann wieder die wesentlichen Belastungsmomente heraus, die dazu beigetragen haben, dass Sie heute unzufrieden mit Ihrem Leben sind:

Welche Problembereiche gibt es in Ihrem Leben, die zu Ihren heutigen Schwierigkeiten geführt haben?

In der Kindheit: ______________________________

____

____

____

____

Im weiteren Leben: ______________________________

____

____

____

____

____

Auslösende Ereignisse für die Entstehung der jetzigen Unzufriedenheit:

____

____

____

____

____

LEBENS-SKRIPTE ERKENNEN

Wenn Sie nun herausgefunden haben, welche belastenden Einflüsse es in Ihrem Leben gab, dann werden Sie – nicht ganz zu Unrecht – nun sagen: *„Das kann man doch sowieso nicht mehr verändern. Meine Kindheit ist vorbei; da lässt sich jetzt eh' nichts mehr rückgängig machen!"*

Das ist einerseits richtig, andererseits aber auch nicht. Seine Kindheit kann man natürlich nicht mehr verändern. Wenn man sich aber bewusst darüber wird, welche fehlerhaften Denkmuster in der Kindheit gelernt worden sind und uns heute noch negativ beeinflussen, dann kann man rational daran arbeiten. Unsere Erfahrungen formen unsere Persönlichkeit. Kleine Kinder sind diesbezüglich wie ein leeres Blatt Papier, das erst noch beschriftet werden muss. Und Kinder können nicht darüber reflektieren, ob das, was passiert so richtig ist oder nicht, sondern nehmen das einfach als gegeben hin.

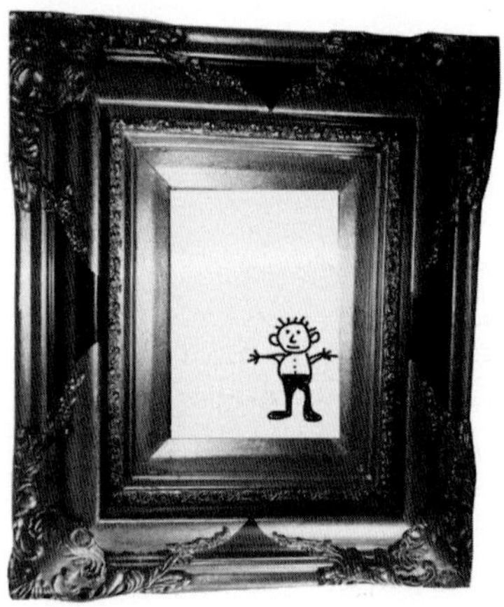

Das Potential, das wir von unseren Eltern geerbt haben, gibt den Rahmen vor, in dem wir das Bild unseres Lebens malen können. Was auf das leere Blatt gezeichnet wird, eine Mona Lisa oder ein Strichmännchen, entscheiden unsere Erfahrungen.

Ich selbst hatte lange Jahre einen Hund, einen Golden Retriever, der (jedenfalls wenn er gut gelaunt war) auf den Namen „Asco" gehorchte. Als er noch Welpe war, wollte ich verhindern, dass er unkontrolliert von den Wohn- und die Praxisräume lief. Also wurde dort ein etwa 60cm hohes Drahtgitter hingestellt, das er nicht überwinden konnte. zwei Jahre später war aus dem Welpen ein pubertierender, übermütiger ausgewachsener Hund geworden, der es mit viel Anlauf sogar einmal schaffte, einen fast zwei Meter hohen Gartenzaun zu überwinden, um beim Nachbarn um Leckerlies zu betteln. Nur vor dem knapp 60cm hohen Drahtgitter kapitulierte er noch immer, legte sich davor und wartete, bis jemand das Gitter wegschob und ihn durchließ. Lässig hätte er als ausgewachsener Hund darüber hinweg springen können. Er hatte es aber in seiner Kindheit gelernt, dass er das Gitter nicht überwinden kann und versuchte es dann niemals wieder, weil sein Gehirn darauf programmiert war: *Da komme ich nicht rüber!*

Ein anderes Bespiel. Einer meiner Patienten war ein mehr als 1,90m großer, muskulöser, breitschultriger Hafenarbeiter, der mich eines Tages mit der Botschaft überraschte, das er nun in einem Gospel-Chor singt. Ein Lächeln konnte ich mir nicht verkneifen, denn das passte irgendwie so gar nicht zu seinem stämmigen Äußeren. Der Chorleiter entfernte ihn allerdings mit sofortiger Wirkung erst einmal wieder aus dem Chor, da der Mann absolut keinen Ton halten konnte und schickte ihn zu einer Logopädin, die stundenlang mit ihm übte, einzelne Töne auf der Tonleiter hinzubekommen. Seitdem singt er mit gutem Erfolg in diesem Chor, was ihm im Übrigen auch sehr half, seine eigenen Probleme zu überwinden.

Darum geht es aber bei dieser Geschichte gar nicht. Während der Patient mir seine Geschichte erzählte, wurde mir selbst klar, dass das ein Bereich ist, mit dem ich selbst auch Schwierigkeiten habe. Die Familie, in die ich hineingeboren worden bin, war absolut unmusikalisch. Meine Mutter hat mit ihren Kindern nie gesungen, es gab in meiner Kindheit keine Musikinstrumente, im Kindergarten war ich nicht. Nach der Einschulung stieß ich in der ersten Klasse auf einen Bereich, in dem ich völlig unkundig war. Schnell landete ich mit einigen anderen Jungen, die auch nicht singen konnten, auf der „*Brummerbank*" in der letzten Reihe. Während der Rest der Klasse fröhlich die guten alten Volkslieder trällerte, mussten wir unsere Schnäbel halten. Ohne dass es mir wirklich bewusst wurde, hat sich damals das Gebot „*Du kannst nicht singen*" tief in meinem Kopf eingegraben, so dass ich das den Rest meines Lebens nie wieder versucht habe. Ich kann problemlos Vorträge vor 500 Zuhörern halten, wenn aber bei Taufen, Hochzeiten oder Begräbnissen in der Kirche das Gesangbuch aufgeschlagen wird, bekomme ich die Zähne nicht auseinander und lese den Text des Kirchengesanges nur still mit.

Solche Lebenserfahrungen, gerade aus der frühen Kindheit, graben sich so tief ins Gehirn ein, dass wir sie später für unumstößlich halten und gar nicht mehr darüber nachdenken, sondern es für uns feste Gesetze sind, dass wir dieses oder jenes nun mal nicht können. Wenn man sich aber darüber bewusst wird, woher diese Gebote und Verbote kommen, können wir auch daran arbeiten. Wir sind heute keine kleinen Kinder mehr. Ein Verbot, dem man sich als kleines Mädchen oder kleiner Junge unterwerfen musste, hat heute in vieler Hinsicht seinen Sinn völlig verloren, hindert uns aber daran, ein glückliches Leben zu führen.

Ein anderes Beispiel:

Mit seinen weiblichen Patientinnen über Sexualität zu reden, ist gerade für einen männlichen Therapeuten immer eine glitschige Geschichte. Dennoch ist es ein wichtiges Thema in der Behandlung psychischer Störungen, da gerade Sexualität ein Bereich ist, mit dem sich die Freude am Leben steigern lassen kann, was dann unter Umständen mehr antidepressiv wirkt als das beste Medikament.

Cathleen, eine 28-jährige bildhübsche junge Frau mit braunen Augen und langen dunklen Haaren, berichtete mir, nicht ohne dezente Röte im Gesicht, dass sie den Geschlechtsverkehr mit ihrem Freund eher vermeide. Wenn überhaupt, müsse es völlig dunkel im Schlafzimmer sein; ihr Freund dagegen wollte Licht und ihren fraulichen Körper nackt sehen, was sie hasste. Ihr Partner liebte den Oralsex, an sich wie an ihr, was Cathleen überhaupt nicht mochte, ihr war es peinlich, unangenehm und es kam ihr irgendwie schmutzig vor. Ihr Freund liebte sie abgöttisch, aber ein einziges Mal Sex innerhalb von drei Monaten war ihm absolut zu wenig und es gab deswegen immer wieder Beziehungsstress. Mitunter „opferte" Cathleen ihm dann ihren Körper, nur um die Beziehung zu retten, und ließ den Sex über sich ergehen, jedoch ohne selbst Freude daran empfinden zu können.

Es war nicht schwer, die Gründe für ihr Verhalten herauszufinden. Als Kind hatte sie gelernt, dass der Bereich zwischen den Beinen *„ekelbäh!"* ist. Dort kommen Exkremente und Urin heraus und ihre Mutter hatte ihr als Kind beigebracht, sich dort auf keinen Fall zu berühren und wenn doch, sofort die Hände zu waschen. Nach dem Baden gab es zwei verschiedene Handtücher, eines für den Oberkörper, ein anderes, um den ekligen Genitalbereich abzutrocknen. Als sie ihre erste Menstruation bekam, reagierte ihre Mutter nur mit dem Satz: *„Ach Du Scheiße, jetzt hast Du diesen Mist auch schon."* Und malträtierte die damals 13-Jährige zukünftig, wenn Cathleen sich am Nachmittag mit Freundinnen und Freunden traf, mit dem Satz: *„Pass bloß auf, dass Du Dich nicht schwängern lässt. Die Männer wollen doch eh' immer nur das Eine."*

So wurden Sexualität und körperlicher Geschlechtsbereich stückweise als etwas Schmutziges vom restlichen Körper abgetrennt. Dass Männer den weiblichen Schambereich als hochgradig erotisch empfinden und deswegen gerne anschauen, konnte sie sich beim besten Willen gar nicht vorstellen, sondern hatte Angst, ihr Freund werde sich von ihr trennen, wenn er sehen würde, wie hässlich und eklig sie dort unten aussieht. Mit dieser Einstellung verdarb sie sich über Jahre hinweg jegliche Freude am Sex, da sie das, was ihre Mutter ihr in der Kindheit und Jugend beigebracht hatte, nie wieder reflektierte und ihre Einstellungen nie überdachte.

Erst Jahre später schaffte sie es, mit ihrer Mutter über das Thema zu sprechen und es stellte sich – zögernd und mit vielen Nachfragen – heraus, dass ihre Mutter von Cathleens Vater jahrelang regelrecht vergewaltigt worden war und die Mutter dadurch selbst eine negative Einstellung zum Bereich Sexualität hatte. Cathleens Mutter schaffte es dann zwar irgendwann, sich von ihrem Mann zu trennen, war aber danach unfähig jemals wieder eine neue Partnerschaft aufzubauen.

Wir kommen nun zu einer Arbeitsaufgabe zu diesem Text, die sicherlich nicht so ganz einfach ist, da diese Gebote und Verbote eher auf einer unbewussten Ebene vor sich hin arbeiten. Denken Sie nun einmal darüber nach, was konnten Sie in den letzten Wochen oder Monaten nicht? Wo haben Sie selbst Blockaden? Was trauen Sie sich nicht zu? Wo haben Sie gekniffen und Situationen vermieden, weil Sie sich Dinge nicht zugetraut haben? Versuchen Sie dann im zweiten Schritt zu ergründen, wie diese Dinge in der Kindheit und Jugend möglicherweise entstanden sind? Wann und durch wen haben Sie mit dieser Verhaltensweise negative Erfahrungen gemacht?

1a) Ein Gedanke, der mich blockiert bzw. eine Verhaltensweise, bei der ich zu ängstlich bin:

____

____

____

1b) Wodurch ist diese Denk- oder Verhaltensweise in Kindheit oder Jugend möglicherweise entstanden?

____

____

____

1c) Ist diese Denk- oder Verhaltensweise heute noch für irgendetwas sinnvoll oder könnte man sie ebensogut ablegen?

☐ Sie ist heute durchaus noch sinnvoll.

☐ Es würde mir besser gehen, wenn ich damit aufhören würde.

2a) Ein weiterer Gedanke, der mich blockiert bzw. eine andere Verhaltensweise, bei der ich zu ängstlich bin:

___

___

2b) Wodurch und wie ist diese zweite Denk- oder Verhaltensweise in Kindheit oder Jugend möglicherweise entstanden?

___

___

2c) Ist diese zweite Denk- oder Verhaltensweise heute noch für irgendetwas sinnvoll oder könnte man sie ebensogut ablegen?

- ☐ Sie ist heute durchaus noch sinnvoll .
- ☐ Es würde mir besser gehen, wenn ich damit aufhören würde.

3a) Ein dritter Gedanke, der mich blockiert bzw. eine weitere Verhaltensweise, bei der ich zu ängstlich bin:

___

___

3b) Wodurch und wie ist diese dritte Denk- oder Verhaltensweise in Kindheit oder Jugend möglicherweise entstanden?

___

___

___

3c) Ist diese Denk- oder Verhaltensweise heute noch für irgendetwas sinnvoll oder könnte man sie ebensogut ablegen?

- ☐ Sie ist heute durchaus noch sinnvoll.
- ☐ Es würde mir besser gehen, wenn ich damit aufhören würde.

SELBSTERKENNTNIS

Nun lesen Sie schon eine ganze Weile in diesem Büchlein, dabei kenne ich Sie eigentlich noch gar nicht. Wer sind Sie? Wie sehen Sie selbst sich eigentlich? Was glauben Sie, wie andere in Ihrem Umfeld Sie sehen?

1. Was stört mich an mir selbst:

   ____

2. Was stört andere an meinem Verhalten:

   ____

3. Was finde ich gut an mir selbst:

   ____

4. Was finden andere gut an mir:

   ____

5. Was stört mich an meinem Umfeld:

   ____

6. Was finde ich gut an meinem Umfeld:

   ____

7. Was würde ich gerne mal tun:

   ____

8. Was steht meinen Zielen im Weg:

   ____

9. Was möchte ich an mir selbst verändern:

   ____

10. Was möchte ich an meinem Umfeld verändern:

    ____

KEINE LUST AUF FRUST!

Schreiben Sie hier einmal in Stichworten kurz eine Situation auf, in der Sie in letzter Zeit total frustriert waren und die Sie stimmungsmäßig total heruntergezogen hat:

____

____

____

Was haben Sie gemacht, um der negativen Stimmung zu entkommen?

Verhaltensweise	Dadurch ist das negative Gefühl ...
Ich habe gar nichts gemacht, einfach nur abgewartet.	[ ] schlimmer geworden [ ] gleich geblieben [ ] verschwunden
Ich habe mich gedanklich immer weiter in den Vorfall hineingesteigert und darüber nachgegrübelt.	[ ] schlimmer geworden [ ] gleich geblieben [ ] verschwunden
Ich habe mit jemandem drüber geredet, dem ich vertrauen kann und dabei meinen ganzen Ärger über den Vorfall rausgelassen.	[ ] schlimmer geworden [ ] gleich geblieben [ ] verschwunden
Ich habe mich betrunken (oder andere Drogen genommen) und damit beruhigt.	[ ] schlimmer geworden [ ] gleich geblieben [ ] verschwunden
Ich habe meinen Ärger und meine Wut an einer anderen Person ausgelassen (Partner, Eltern, usw.).	[ ] schlimmer geworden [ ] gleich geblieben [ ] verschwunden
Ich habe einfach was Schönes unternommen, um mich auf andere Gedanken zu bringen.	[ ] schlimmer geworden [ ] gleich geblieben [ ] verschwunden
Ich habe mich verkrochen und geweint.	[ ] schlimmer geworden [ ] gleich geblieben [ ] verschwunden
Ich habe ...	[ ] schlimmer geworden [ ] gleich geblieben [ ] verschwunden

Gunda W., eine verzweifelte Altenpflegerin, sitzt vor mir. Sie ist Mitte 30 und heult. Mühsam erzählt sie mir ihre Geschichte. Sie hatte auf ihrer Arbeitsstelle einen dummen Fehler gemacht, ein Medikament verwechselt, was zur Folge hatte, dass die Heimbewohnerin in eine Klinik eingeliefert werden musste. Obwohl nichts Schlimmes passiert war und die alte Dame ein paar Tage später wieder frohen Mutes zurückkehren konnte, zitierte der Heimleiter Gunda zu sich und las ihr die Leviten. Frau W. fühlte sich ungerechtfertigt angegriffen und schob die Schuld auf die allgemeine Überlastung in der Pflege. Am Wochenende, alleine auf einer Station mit 30 Heimbewohnern, das sei einfach nicht zu schaffen gewesen! Ein Wort gab das andere, bis beide sich schließlich anbrüllten und Gunda W. türknallend das Büro des Direktors verließ, vom Heim schnurstracks nach Hause fuhr, sich krankschreiben ließ und erst einmal eine Auszeit nahm. Prompt kam eine Abmahnung wegen der fehlerhaften Medikamentengabe. Eine weitere Abmahnung wegen des Verhaltens dem Heimleiter gegenüber, eine dritte Abmahnung, da sie einfach den Dienst verlassen hatte ohne sich ordnungsgemäß krank zu melden und dann die Kündigung. Danach setzte bei Gunda ein gedankliches Karussell ein. Sie wusste, dass Sie gleich mehrere Fehler gemacht hatte und steigerte sich immer mehr in Gefühle der Schuld hinein, wie auch in Wut über das fiese und wenig verständnisvolle Verhalten der Heimleitung. Sie fühlte sich gemobbt und hintergangen.

Das Problem an der Geschichte war, dass Gunda W. erst ein Jahr nach diesem Vorfall den Weg zum Psychologen fand. Sie hatte sich gedanklich immer weiter in die Sache hineingesteigert, so dass sie sich schließlich gar nicht mehr davon lösen konnte. Ob Tag oder Nacht, stetig stiegen Ärger, Trauer und Wut über diesen Abgang in ihr hoch und sie grübelte stunden-, tage-, wochen- und monatelang darüber nach, dass man ihr Unrecht getan hatte.

Frustrationen sind in dieser Welt leider nicht zu umgehen. Es wird immer wieder Menschen geben, die Sie nicht gerade nett behandeln. Es gibt Situationen, in denen Sie einfach Pech hatten. Und mitunter machen wir Fehler, treten ins bekannte Fettnäpfchen und tun oder sagen im exakt richtigen Moment das genau völlig Verkehrteste. Solche Frustrationen können eine starke innerpsychische Spannung aufbauen. Vor allem, wenn man nicht aufhören kann, sich gedanklich ständig mit der Situation zu beschäftigen, kreisen die Gedanken im Kopf, die negative Stimmung, die dadurch entsteht, verstärkt das destruktive Denken, das wiederum zu noch mehr belastenden Emotionen führt, die wiederum die negative Sicht von sich selbst und der Welt verstärken und so weiter.

Wir haben in einem der vorangegangenen Kapitel dieses Buches bereits gelernt, dass man belastende Gefühle mit rationalem Denken nicht so einfach wegradieren kann, aber beides beeinflusst sich gegenseitig. Negative Emotionen, z. B. bei einem typischen Morgentief, lösen dann auch die Gedanken aus,

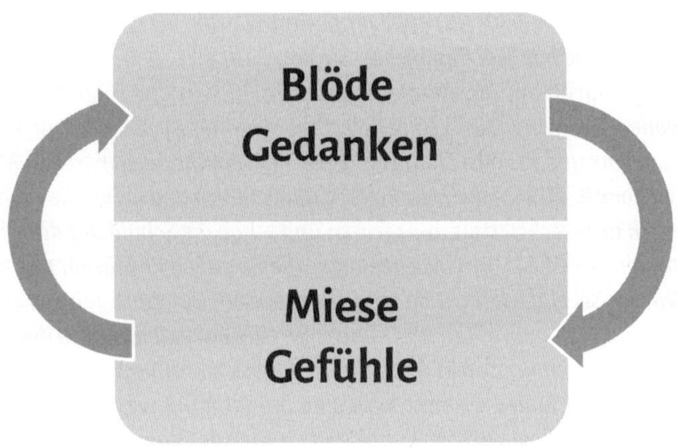

dass der Tag wie ein Berg vor einem liegt und man das alles sowieso nicht schaffen kann. Wenn etwas Unangenehmes passiert ist, dann löst das immer belastende Gefühle aus. Je länger wir darüber nachdenken, umso mehr setzen sich auch die miserablen Emotionen in unserem Gehirn fest. Kreisen die Gedanken dann tagelang um einen dummen Fehler, den man gemacht hat, dann werden die negativen Emotionen auch immer stärker. Man rutscht stetig weiter – wie im Treibsand – auf ein gefühlsmäßiges schwarzes Loch zu.

Jeder Mensch hat seine eigenen Taktiken damit umzugehen. Sich ins Bett zu verkriechen ist dabei noch die harmloseste Möglichkeit. Viele Depressive greifen zu Hilfen, die keine sind. Manche Betroffene benutzen Frustfressen als Ausweg; die Aufnahme hochkalorischer Nahrungsmittel verbessert ja kurzfristig die Stimmung, macht aber langfristig durch die Gewichtszunahme noch unzufriedener. Oft wird der Frust mit Alkohol herunter gespült; im betrunkenen Zustand sieht die Welt ja viel rosiger aus. Nur leider hat man dann rasch neben den Depressionen eine Alkoholabhängigkeit. Der Kater am nächsten Morgen, der wachsende Drang nach Alkohol und Schamgefühle wegen des Trinkens verstärken die ursprüngliche depressiver Symptomatik immer mehr. Dasselbe gilt für die Flucht in die irreale Welt der Drogen. Ein anderer Fehlweg ist autoaggressives Verhalten, d. h. Selbstverletzungen. Statt seine Wut an denen abzulassen, die den Frust verursacht haben, bestraft die Person sich selbst. Sich zu schneiden zieht sonderbarerweise einen Zustand innerer Ruhe und Klarheit nach sich und der Schmerz verhindert oft Schlimmeres. Das „*Cutting*“ kann – wie Alkohol – dadurch geradezu zu einer Droge werden. Selbstverletzungen sind aber ebenso ein Irrweg der versuchten Selbsttherapie, da die Wunden schamhaft vor der Umwelt geheim gehalten werden müssen und man sich zusätzlich noch Selbstvorwürfe macht, es wieder getan zu haben. Andere reagieren auf frustrierende Ereignisse mit Wutausbrüchen, die sich nicht gegen sich selbst, sondern gegen andere Personen oder Objekte richten. In der Diskothek werden Jugendliche zusammengeschlagen oder die Glasscheiben des Bahn-Haltepunktes werden zertrümmert. Verhaltensweisen, die zwar für die Abfuhr der Wut dienlich sind, letztlich aber in strafbares Verhalten einmünden und dann hat man obendrein noch ein Gerichtsverfahren laufen. Also auch keine wirkliche Lösung.

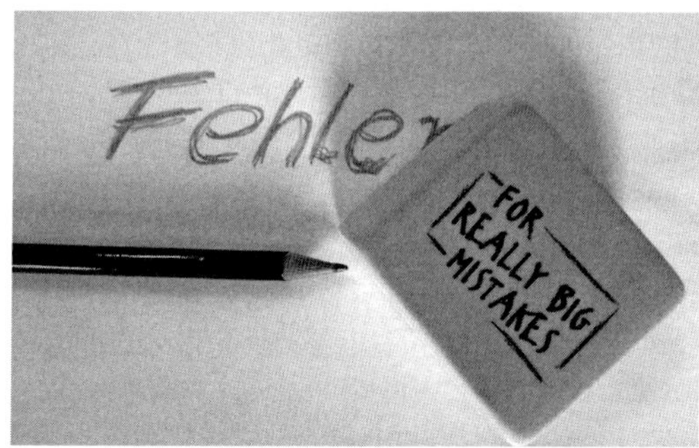

Für die ganz großen Fehler im Leben gibt es zum Glück entsprechend große Radiergummmis.

Am Anfang dieses Kapitels hatten Sie selbst eine frustrierende Situation aufgeschrieben und Ihr Verhalten nach Nützlichkeit bewertet. War Ihre Verhaltensweise hilfreich oder hat sie auf Dauer eigentlich eher weitere Probleme geschaffen?

Die innerpsychische Spannung, unter der man leidet, wenn wieder einmal in dem eigenen kleinen Leben absolut alles danebengegangen ist, muss irgendwie verhindert oder abgebaut werden. Es gibt folgende Möglichkeiten:

- Versuchen Sie, alle Gedanken an die frustrierende Situation möglichst völlig aus Ihrem Kopf zu verdrängen. Konzentrieren Sie sich auf etwas anderes. Denken Sie keinesfalls an das belastende Ereignis.
- Versuchen Sie schädigende Verhaltensweisen (Frustfressen, Alkohol, Drogen, Selbstverletzungen, Zerstörungen, Aggressionen auf andere projizieren usw.) möglichst lange aufzuschieben. Vielleicht schaffen Sie es, sie so lange aufzuschieben, bis der Frust in den Hintergrund gerückt und vergessen ist?
- Wenn es gar nicht mehr geht, versuchen Sie schädigende Verhaltensweisen durch ähnliche, aber harmlose zu ersetzen. Essen Sie z. B. Obst oder Mohrrüben statt hochkalorischer Nahrungsmittel, trinken Sie Beruhigungstee

statt Alkohol, nehmen Sie Johanniskraut oder Baldrian statt Drogen, statt Selbstverletzung wird mitunter empfohlen z. B. besser Eiswürfel auf die Haut pressen oder eine Chili zu essen oder sich ein Piercing stechen zu lassen. Statt eine Bushaltestelle zu zermöbeln ist es besser eine alte Zeitung zu zerreißen, Rad zu fahren, zu joggen oder den guten alten Boxsack zu verprügeln.

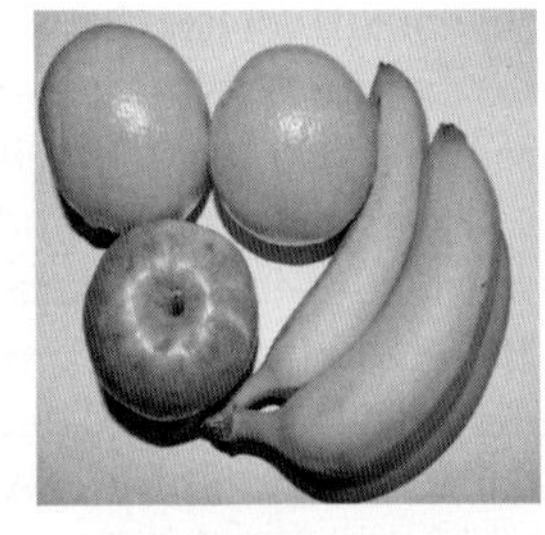

- Versuchen Sie in dieser Stimmung Kontakt zu anderen Personen zu bekommen, mit denen Sie über die belastenden Situation und Ihre Gefühle reden können. Solche Gespräche haben eine wirklich entlastende Funktion. Falls Sie hierfür keinen besten Freund oder keine beste Freundin haben, wer käme in Frage?

Versuchen Sie, sobald sich Ihre Emotionen beruhigt haben, konstruktive Lösungen zu finden, wie Sie mit frustrierenden Situationen künftig umgehen können? Wie lassen sich ähnliche Konflikte vermeiden? Wie können Sie langfristig mit den Personen umgehen, die Sie frustrieren? Wie können Sie selbst Ihr Verhalten so steuern, dass Sie nicht im falschen Moment das Verkehrte tun?

Welche konstruktiven Alternativen kommen für Sie in Frage, um nach einem Frust die Aggression abzubauen und rasch wieder auf die Füße zu kommen?

DAS HAT DOCH ALLES KEINEN SINN !

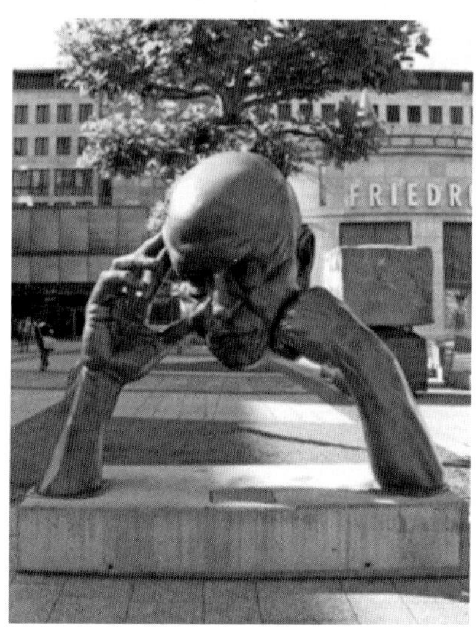

» *Singende Vögel –*
erzähl'n von der Not.
Blühende Blumen –
sie sind bald tot.
Strahlende Sonne –
verbrennt das Land.
Ein grüßender Freund –
zerdrückt meine Hand.
Liebe Worte –
zerbrechen das Herz.
Schöne Musik –
erweckt den Schmerz.
Ein Lächeln ist –
maskiertes Weinen.
Halt im Leben –
gibt es keinen. [N. P.]

Eine Depression versucht dem Betroffenen einzureden, alles habe keinen Sinn mehr. Manchmal werden diese belastenden Gedanken so laut, dass einige Patienten sie regelrecht als Stimmen hören. Typische Sätze sind:

„Das hat doch keinen Sinn."

„Dein Leben ist unwert."

„Deine Eltern wären froh, Dich los zu sein."

„Du bist nur noch eine Last für Deine Umwelt."

„Du bist eine Schande für die Menschheit."

„Du bist Abschaum auf diesem Planeten."

„Am besten wäre es, wenn Du tot wärst."

„Da kommst Du sowieso nicht mehr raus!"

„Alle hassen Dich!!!!"

Diese Gedanken oder Stimmen sind oft so aufdringlich, dass man sich Ihnen kaum entziehen kann. Niemand weiß genau, woher diese selbstzerstörerischen Anteile kommen. Tatsache aber ist, das wissen Sie ja inzwischen, diese Sätze sind gelogen. Sie stimmen nicht!

Schreibe Sie hier einmal auf, was Sie in Ihrem Leben Positives erreicht haben? Sagen Sie jetzt nicht: Ich habe nichts Positives erreicht – da spricht wieder der Dämon Depression zu Ihnen. Jeder Mensch hat positive Dinge im Leben erreicht, angefangen von einem Schulabschluss bis hin dazu, sinnvolle Arbeiten erledigt und anderen Menschen geholfen zu haben. Also, was gab es Gutes in Ihrem Leben?

____

____

____

____

____

____

____

Welchen Menschen haben Sie in diesem Leben schon geholfen?

____

____

____

____

____

____

____

____

Welche Menschen würden hochgradig betroffen und traurig sein, wenn es Sie nicht mehr geben würde?

Wer braucht Sie (Menschen, Tiere, Pflanzen)? Welche wichtigen Aufgaben erfüllen Sie?

Wenn nun wieder Gedanken oder Stimmen in Ihrem Kopf hochkommen, Ihr Leben sei wert- oder sinnlos, dann treten Sie diesen mit den Argumenten entgegen, die Sie hier gerade aufgeschrieben haben.

RIEN NE VAS PLUS: NICHTS GEHT MEHR

» *„Ihr redet von Geduld. Vom Durchhalten. Davon, dass irgendwann alles gut wird. Dass man nicht aufgeben darf. Dass ihr traurig wärt, wenn ich mich davon mache. Dass ich euch das nicht antun darf.*
Aber IHR steckt nicht in meinem Körper. (Ihr seid mir so schrecklich fern!!) IHR erlebt diese Folter nicht – seit Jahren. Tag für Tag. Stunde für Stunde. Gefangen im Schmerz. Gelähmt vor Schwäche. Zermürbt von Schlaflosigkeit. Abgeschlagen vom bloßen Dasein. Und allein.
‚Kämpfen!'
‚Durchhalten!'
‚Nicht unterkriegen lassen!'
WAS DENN NOCH ???????
Ihr habt keine Ahnung!!!
Ich schreie SO LAUT – aber ihr hört mich nicht.
ICH KANN NICHT MEHR – aber das seht ihr nicht.
ICH FLEHE EUCH AN ZU EILEN
(weil ich nicht mehr Wochen, sondern nur noch Stunden und Minuten durchhalten kann) –
aber ihr habt alle Zeit der Welt und sagt: ‚In der Ruhe liegt die Kraft!'.
WARUM VERSTEHT IHR MICH NICHT ???
WARUM SEHT IHR MICH NICHT ???
WARUM HÖRT IHR MICH NICHT ???
Hilflos weine ich meine roten Tränen – weil ich einmal leben WOLLTE.
Aber ihr werdet zu spät sein. Und ich bis zum Ende allein."

[N. P.]

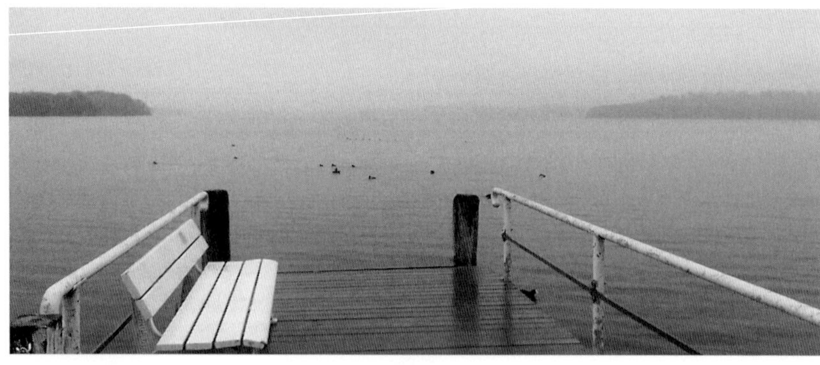

Es gehört mit zu den schrecklichsten Symptomen einer Depression, dass in manchen Phasen der Erkrankung irgendeine Stimme im Kopf behauptet, alles habe keinen Sinn mehr, das Leben sei nur noch eine Qual, andere seien froh, einen loszuwerden, am besten sei es, tot zu sein. *„Ja"*, so flüstert diese Stimme, *„tot zu sein ist die beste Lösung. Dann hat das ganze Elend endlich ein Ende. Endlich Ruhe. Endlich keine Gefühle der Verzweiflung und Hoffnungslosigkeit mehr. Endlich Stille."* In Verbindung mit der gefühlskalten Leere und der Unfähigkeit Spaß am Leben zu haben, führt das unweigerlich zu Selbstmordgedanken. Wenn diese Gedanken einmal überhand nehmen, dafür braucht man einen Notfallplan!

Suizid ist zwar für viele Depressive eine Lösung, aber es ist nicht die beste Lösung. Tot zu sein ist eben nicht Ruhe und Stille; der Tod hat nichts Angenehmes. Viele Depressive leben mit dieser Idee der Lösung ihrer Probleme im Hinterkopf, aber sie leben damit nach dem Motto:

Suizid begehen kann ich immer noch. Zu jeder Zeit.
Aber ich kann erstmal probieren, noch weiter zu machen.
Mal schauen, wie weit ich noch komme.

Das sogenannte „Semikolon-Projekt" ist ein Beispiel für positive Wirkung von Tätowierungen. Ein Punkt beendet einen Satz, statt eines Punktes kann man aber oft auch ein Semikolon setzen; dann kann der Satz noch weitergehen. Das Semikolon-Projekt umfasst Menschen, die ihrem Leben ein Ende bereiten wollten, sich aber dazu entschlossen haben, den Satz ihres Lebens doch noch weiter fortzuführen. Unter dem eintätowierten Semikolon stehen dann oft Sätze wie z. B. *„My story isn't over yet"* oder *„cont;nue"*. Das Semikolon ist nicht nur geheimes Erkennungszeichen für alle, die den Drang nach Suizid überlebt haben, sondern es gemahnt auch daran, in der nächsten Lebenskrise doch wieder zu versuchen, noch etwas weiter zu machen.

An wen können Sie sich wenden, wenn Sie das Gefühl haben *„rien ne vas plus"* – Nichts geht mehr? Gibt es Freunde, Verwandte, Nachbarn, Therapeuten, Ärzte, Seelsorger, Sorgentelefon oder eine Klinik, die Sie dann anrufen oder aufsuchen können, um das Schlimmste zu verhindern? Kliniken mit psychiatrischer Akutstation sind übrigens verpflichtet (!) Sie im Notfall auch ohne ärztliche Einweisung aufzunehmen, wenn Suizidabsichten vorliegen.

Name der Person bzw. Einrichtung	Telefonnummer

Versuchen Sie frühzeitig zu erkennen, dass Sie in eine Stimmung abrutschen, in der die Suizidgedanken überhand nehmen und es droht, dass Sie die Kontrolle über Ihr Leben verlieren.

Woran können Sie frühzeitig erkennen, dass so eine Krise droht? Was sind die Warnzeichen? Je früher Sie diese Warnzeichen erkennen, je eher Sie etwas dagegen unternehmen, umso leichter kommen Sie aus dieser Weltuntergangsstimmung wieder heraus. Schreiben Sie hier typische **Warnzeichen** auf:

Schreiben Sie hier nun **Handlungsmöglichkeiten** auf. Was können Sie tun, wenn Sie in so einer düsteren Stimmung sind? Was hat Ihnen in der Vergangenheit geholfen, um da heraus zu kommen? Können Sie Freunde besuchen?

Hilft es, wenn Sie sich auf das TV-Programm konzentrieren? Schreiben Sie hier Möglichkeiten auf, die Sie nutzen können, um Ihr Denken möglichst weit weg von den Todessehnsüchten zu bewegen:

Alternativen suchen!

Oft sind es reale Probleme, die dazu führen, dass ein Mensch Selbstmordgedanken hat. Wenn man vom Partner verlassen wurde, den Job gerade verloren hat, Schulden und ein Gerichtsverfahren am Hals hat und dann kommt noch Streit mit den Nachbarn dazu, dann kommt jeder von uns in eine Krise, in der man nachdenkt: Hat das alles noch einen Sinn? Falls das auf Sie zutrifft: Schreiben Sie hier einmal auf, welche Lebensprobleme dazu geführt haben, dass Sie über Selbstmord nachgedacht haben:

____

____

____

____

____

Schreiben Sie nun Ideen auf, wie Sie zumindest einen Teil dieser Probleme lösen könnten, wenn Sie einfach erstmal am Leben bleiben. Welche Alternativen haben Sie, wenn Sie weiterleben? Was können Sie tun? Schreiben Sie hier alle Möglichkeiten hin, auch wenn Sie im Moment der Ansicht sind, das sei sowieso nicht erreichbar:

____

____

____

____

____

Suche Sie dann die Alternative aus, die am ehesten in Frage kommt. Schieben Sie Ihre Selbstmordabsichten erst einmal zur Seite. Selbstmord begehen können Sie auch später noch, diese Möglichkeit läuft ja nicht weg. Aber vielleicht haben Sie doch noch eine Chance aus dem ganzen Schlamassel herauszukommen, wenn Sie jetzt mal die Alternative ausprobieren, von der Sie eben entschieden haben, dass sie am ehesten in Frage kommt.

TAGEBUCH

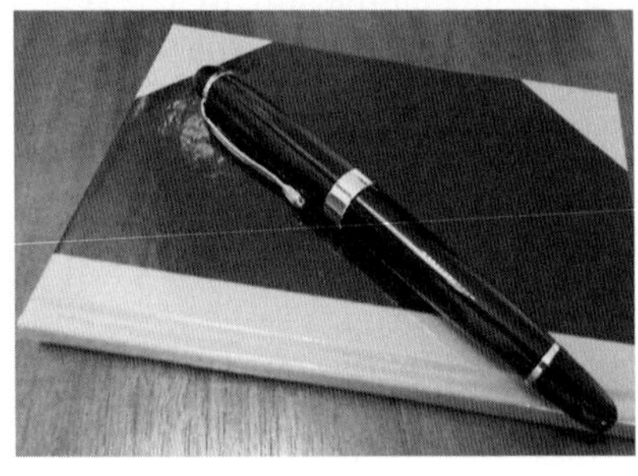

Stimmung ist nicht jeden Tag gleich. Mit Sicherheit gibt es Zeiten, da läuft es ganz gut und andere Zeiten, wo Ihnen alles auf den Senkel geht. Hierbei gibt es auslösende Faktoren. Vielleicht geht's Ihnen prima, wenn die Sonne scheint? Oder düstere Stimmung kommt auf, wenn Sie Streit mit dem Lebenspartner hatten? In der Damenwelt ist auch der Zeitraum der Menstruation wichtig. Manchmal spielt sogar die Ernährung eine Rolle; aber natürlich auch Alkohol-, Drogen- und Nikotinkonsum.

Angenehme Lebensereignisse, Hobbys oder Erfolge haben meist positiven Einfluss auf die Stimmung, Sport kann ausgesprochen antidepressiv sein, manchmal sind es Kleinigkeiten, die einen Menschen fröhlicher werden lassen, etwa im Frühjahr dem Gezwitscher der Vögel zu lauschen oder der Antritt einer Urlaubsreise.

Mit einem systematisch geführten Tagebuch können Sie den Ursachen auf die Spur kommen, die Ihre Stimmung beeinflussen, die Sie trauriger werden lassen, aber auch den Situationen, in denen Sie mehr Lebensfreude spüren. Wenn Sie ein Tagebuch nach der folgenden Vorlage über einige Wochen führen, lässt sich daraus erkennen, welche Auslöser es für positive Stimmungen gibt und wodurch die Trübsal sich verstärkt hat. Vielleicht können Sie dann daran arbeiten, die Situationen, die sich negativ auf Ihre Stimmung auswirken, irgendwie aus Ihrem Leben zu verbannen? Und vielleicht können Sie Menschen oder Situationen, die einen guten Einfluss auf Ihre Lebenszufriedenheit haben, häufiger aufsuchen? Bitte beachten Sie, dass manche Ursachen erst einen oder zwei Tage später ihre Wirkung entfalten. So löst Alkohol Probleme – für ein paar Stunden; mit einem Kater am nächsten Morgen sieht die Welt noch unerträglicher aus.

Besorgen Sie sich am besten ein kleines Tagebuch, praktisch ist ein DIN-A6-Format, das kann man bei sich tragen und dann z. B. im Bus, auf dem Weg zur Arbeit oder in einer Pause ausfüllen. Das Ganze sollte etwa so aussehen:

Tageszeit	**Stimmungs-Zensur** (1 = gut bis 6 = schlecht)	**Ursachen?**
MONTAG Morgens		
MONTAG Mittags		
MONTAG Nachmittags		
MONTAG Abends		

Tageszeit	**Stimmungs-Zensur** (1 = gut bis 6 = schlecht)	**Ursachen?**
DIENSTAG Morgens		
DIENSTAG Mittags		
usw.	usw.	usw.

BÖSE ERINNERUNGEN VERBRENNEN

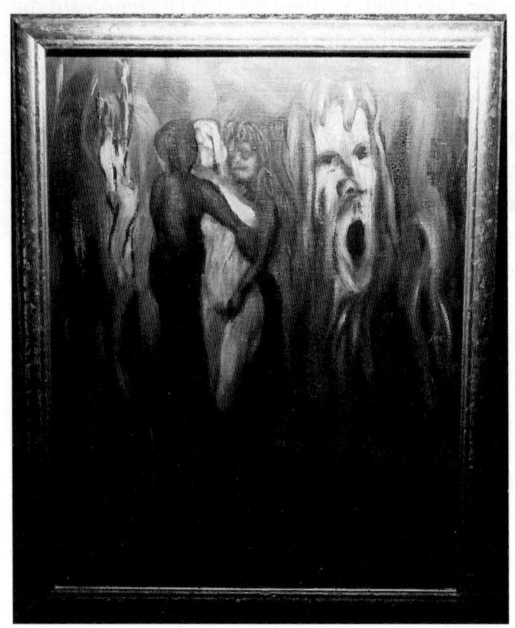

„Verlorene Seelen" (Gemälde ohne Signatur, Privatbesitz)

Vor einigen Jahren kam ein Mann in meine Behandlung. Er war Mitte 50, ein zufriedener, ehrlicher Handwerker, der seit über 30 Jahren glücklich verheiratet war. Er besaß ein Häuschen in einem nicht weit entfernten Dorf, kam gut mit den Nachbarn klar und hätte allen Grund dieser Welt gehabt, zufrieden mit sich selbst und seinem Leben zu sein. Das war er aber nicht. Ganz im Gegenteil. Als Handwerker fuhr er viel in der Gegend herum und suchte Kunden auf. Im Lauf der Jahre hatte er mehrere Hunderttausend Kilometer nahezu unfallfrei zurückgelegt, denn er war ein sehr sorgsamer Mann und seine Knöllchen beschränkten sich im Wesentlichen auf Falschparken. Gut gelaunt freute er sich an einem lauen Nachmittag im Spätherbst auf den Feierabend, bog mit dem Lieferwagen von der Landstraße ab in Richtung seines Dorfes und erblickte den Rennradfahrer erst, als es zu spät war. Der Radfahrer hatte nicht damit gerechnet, dass der Autofahrer ihn nicht sehen und abbiegen würde und war an der abschüssigen Strecke mit voller Geschwindigkeit auf die Kreuzung zugeradelt. Der Handwerker hatte den mit grünem Trikot gekleideten Radfahrer absolut überhaupt nicht wahrgenommen. Beiden hatte das Schicksal keine Chance gegeben rechtzeitig zu bremsen oder auszuweichen. Der Radfahrer starb noch am Unfallort, der Handwerker als Linksabbieger trug im juristischen Sinn die volle Schuld, denn formal war der Radfahrer geradeaus auf einer Hauptstraße gefahren. Eine grauenvolle Geschichte, denn am Tod eines anderen Menschen schuldig zu sein, war das Letzte, was der 50-Jährige sich hatte vorstellen können. Von den Bildern des Unfalls konnte er sich gedanklich nicht mehr lösen. Er hatte den winzigen Bruchteil einer Sekunde nicht richtig aufgepasst, aber es gab keine Möglichkeit, das wieder rückgängig zu machen.

Es gibt Probleme in diesem Leben, die wir nicht oder nicht mehr lösen können. Vielleicht ist jemand gestorben, den Sie furchtbar gerne hatten? Oder Sie sind von einem Menschen verlassen worden, den Sie mehr geliebt haben als sich selbst? Vielleicht sind Sie arbeitslos geworden oder missgünstige Kollegen haben Sie aus Ihrem Job gedrängt? Möglicherweise haben Sie einen schrecklichen Fehler gemacht, durch den andere geschädigt worden sind? Oder Sie haben aus Naivität oder Unkenntnis etwas Schlimmes, Verbotenes getan? Sind kriminell geworden? Es gibt viele Geschehnisse, die man später nicht mehr verändern kann und die einem trotzdem ständig durch den Kopf geistern und sämtliche Energie rauben.

Ist Ihnen so etwas passiert? Dann schreiben Sie es hier möglichst genau auf:

Die Erinnerung an diesen Vorfall steht nun auf diesen beiden Seiten. Sie können die Erinnerung also *ad acta* legen und vergessen. Es ist bearbeitet und damit abgehakt. Warum weiter darüber nachdenken? Es steht ja nun hier aufgeschrieben. Sie müssen nicht weiter darüber nachgrübeln, das kostet nur Kraft. Richten Sie Ihr Denken von nun an wieder den wichtigen Zielen im Leben zu.

Wenn Sie möchten, können Sie dieses alte Problem völlig loswerden, indem Sie irgendwann die Seiten aus diesem Buch einfach verbrennen. Mit dem verbrannten Zettel ist dann auch die belastende Erinnerung weg.

GENIESSEN LERNEN

Die folgende Geschichte erschien im Jahr 2007 in der „Washington Post“. Hier wird davon berichtet, dass an einem kalten Januarmorgen ein Mann in der Metro-Station der U-Bahn in Washington stand und auf seiner Violine einige Musikstücke geigte. Er spielte 45 Minuten und in diesem Zeitraum gingen etwa 2.000 Menschen auf dem Weg zu ihrer Arbeit an ihm vorüber. Nach rund drei Minuten hielt ein älterer Mann kurz an, lauschte für ein paar Sekunden der Musik und hastete dann weiter. Vier Minuten später warf eine Frau ihm den ersten Dollar in den Hut, ohne dabei anzuhalten. Sechs Minuten später blieb ein junger Mann stehen, hörte der Musik kurz zu, sah dann auf seine Uhr und rannte weiter. Nach weiteren 10 Minuten hielt ein etwa dreijähriges Kind an und wollte der Musik zuhören, aber seine Mutter zerrte den Jungen hastig weiter. Ähnliches passierte die gesamten 45 Minuten. Kein einziger Passant hielt an und nahm sich die Zeit, dem Violinspieler zuzuhören. Nach 45 Minuten beendete der Mann sein Spiel und verließ die U-Bahn-Station, er hatte insgesamt 32,- $ eingenommen. Niemand nahm davon Notiz, niemand applaudierte. Es wurde wieder still in der Metro-Station.

Das Interessante an dieser Geschichte ist: Der Mann, der auf seinem Instrument gespielt hatte, war Joshua Bell, einer der berühmtesten Musiker dieser Erde. Er spielte auf einer Violine, deren Wert auf 3,5 Millionen Dollar geschätzt wird. Dieselben sechs Stücke von Bach hatte er zwei Tage zuvor in einer ausverkauften Konzerthalle gespielt, wobei jede Karte im Durchschnitt 100,- $ gekostet hatte. Der Versuch, Joshua Bell in der Metro-Station spielen zu lassen, war Teil eines sozialpsychologischen Experiments, um mehr über menschliches Verhalten herauszufinden. Das Ergebnis dieses Versuchs lässt sich in der Frage zusammenfassen:

Wenn wir in diesem Leben nicht die Zeit haben, kurz anzuhalten und einem der besten Musiker zuzuhören wie er auf einem der teuersten Musikinstrumente einige der schönsten Musikstücke spielt, die jemals geschrieben wurden ...

... was verpassen wir sonst noch in diesem Leben?

Am Leben sein zu dürfen ist ein Geschenk von unermesslicher Größe. Nichts auf der Erde hat einen solchen Wert wie das eigene kleine Leben, das wir hier führen dürfen. Aber: Genießen Sie dieses Leben eigentlich? Nehmen Sie sich die Zeit und erfreuen sich einfach nur an dem Schönen, das dieser Planet uns zu bieten hat? Nehmen Sie sich manchmal die Zeit und lauschen nur dem Zwitschern der Vögel, dem Rauschen des Windes?

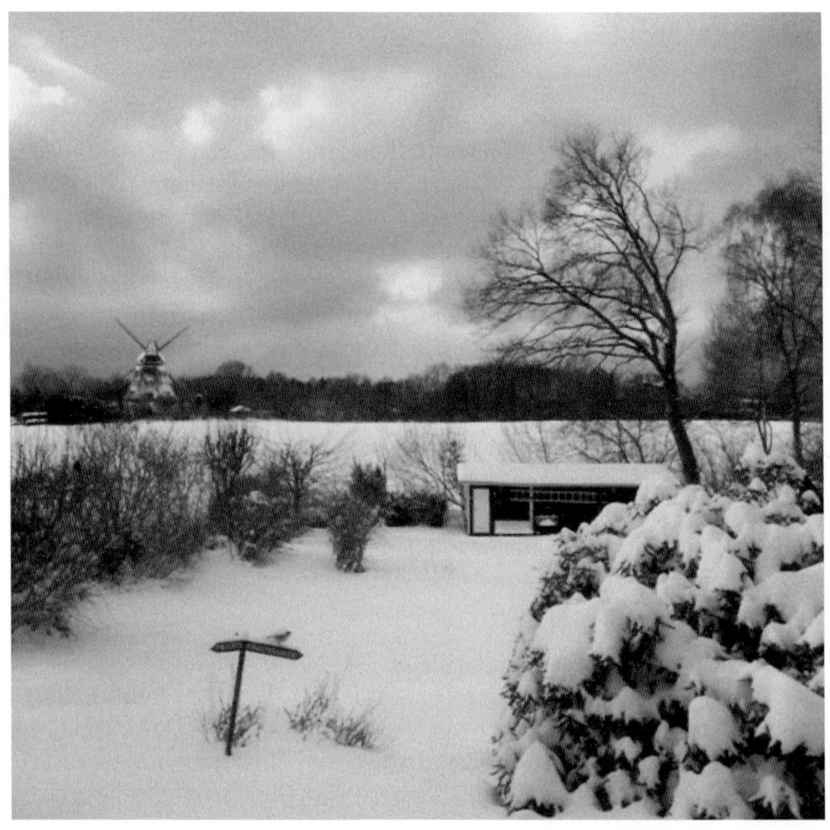

Gehen Sie mitunter durch einen Park und bewundern bewusst das Frühlingsgrün oder die Sommerblumen? Stellen Sie sich im Herbst an einen See und sehen dem Spiel der Wellen im Sturm zu oder erfreuen Sie sich an der weißen Reinheit von frisch gefallenem Schnee? Können Sie in der Hektik des Lebens innehalten und fröhliche Kinder auf einem Spielplatz beobachten? Hören Sie Straßenmusikern zu? Bewundern Sie die Bilder von Straßenmalern oder gehen Sie in ein Museum und schauen sich an, was berühmte Künstler vor Hunderten von Jahren geschaffen haben?

Diese Welt hat soviel Schönes zu bieten und oft reichen schon 10 Minuten am Tag, die wir innehalten und uns daran erfreuen, um uns klar zu machen: Es ist einfach phantastisch zu leben. Versuchen Sie die nächsten Wochen jeden Tag innezuhalten und für einen kurzen Zeitraum, ohne sich hetzen zu lassen, etwas wirklich Schönes zu genießen. Protokollieren Sie hier in Stichworten, was Sie sich gegönnt haben:

1. Tag: ______________________________

____

2. Tag: ______________________________

____

3. Tag: ______________________________

____

4. Tag: ______________________________

____

5. Tag: ______________________________

____

6. Tag: ______________________________

____

7. Tag: ______________________________

____

8. Tag: ______________________________

____

9. Tag: ______________________________

____

10. Tag: ______________________________

____

11. Tag: ______________________________

____

12. Tag: ______________________________

____

13. Tag: ______________________________

____

14. Tag: ______________________________

____

PARTNERSCHAFT

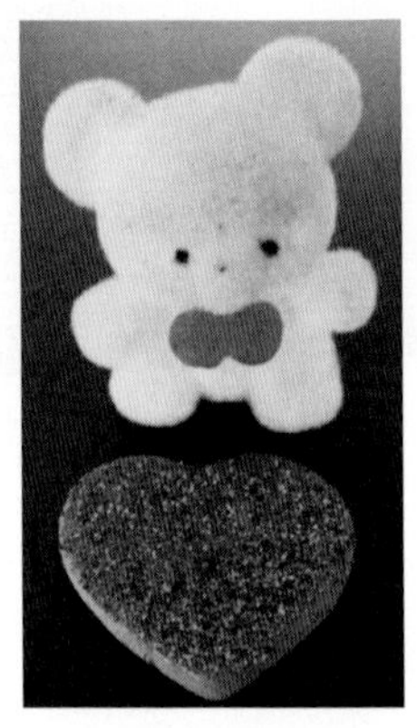

Partnerschaft und Depressionen haben viel miteinander zu tun. Der Mensch ist ein biologisches Wesen und wir haben Areale in unserem Kopf, die versuchen uns zu zwingen, unsere Spezies zu erhalten. Konkret heißt das: Wenn Sie einen Sexualpartner gefunden haben, belohnt Ihr eigenes Gehirn Sie mit Gefühlen, von Euphorie, Glück und Erotik. Wir alle sind lebenslang auf der Suche nach diesem Gefühl, das man „Liebe“ nennt. Hat man keinen Partner, dann bestraft das Gehirn einen mit Gefühlen der Einsamkeit, Traurigkeit und Depressivität. Am schlimmsten ist es, wenn man gerade von einem Partner verlassen wurde. Unser biologisches Erbe versucht uns zu zwingen, entweder den letzten Partner zurück zu bekommen oder, hilfsweise, dann möglichst bald wieder jemanden zu finden. So ist auch der rational denkende moderne Mensch heute noch Sklave animalischer Instinkte und uralter Triebe.

In Bezug auf Liebe, Partnerschaft, Ehe, Erotik und Sex lassen sich vier große Problembereiche trennen.

1. Problem: Ich habe einen Partner!

2. Problem: Ich habe keinen Partner!

3. Problem: Ich habe einen Partner zuviel!

4. Problem: Ich weiß nicht, ob ich einen Partner habe?

5. Problem: Mein Partner hat einen Partner zuviel!

Ad 1. „Ich habe einen Partner“

Extrem problematisch war die Beziehung einer meiner depressiven Patientinnen zu ihrem Mann. Der Gatte hangelte sich von einem 450,– Euro-Job zum nächsten; aufgrund seines querulatorischen Charakters verlor er aber alle Jobs nach wenigen Wochen oder Monaten. Er sei „eben ein Skorpion vom Sternzeichen her“, sagte sie, habe immer einen Stachel, mit dem er zustechen müsse, meckere viel und sei zum Teil pöbelig. „Ich hab' mich immer untergebuttert um des lieben Friedens willen“, äußerte die Patientin. Das Ehepaar war in einem Jahr dreimal umgezogen, weil der Mann regelmäßig Streit mit Nachbarn und Vermietern angefangen hatte; er beschimpfte z. B. die nebenan wohnenden Mieter lauthals im Hausflur, wenn der TV in der angrenzenden

Wohnung zu laut war oder brüllte seinen Vermieter an. Regelmäßig endete das dann beim Rechtsanwalt. Im Bus fing er Streit mit dem Fahrer an, wenn der Öffentliche Personennahverkehr zu spät kam und mitten auf der Straße meckerte er hemmungslos Falschparker an. Auch an seiner Frau ließ er kein gutes Haar, alles was sie machte war falsch. „Dafür bist du wohl auch zu blöd!" war sein Lieblingssatz. Vor einer Trennung von dem Mann hatte die Patientin erhebliche Angst. Die Frau litt massiv unter der ständigen Kritik ihres Mannes, ihr war es auch peinlich, mit ihm auszugehen, da er praktisch überall Streit mit anderen Menschen begann. Seine Kritik nahm sie persönlich, schafft es nicht, das an sich abprallen zu lassen. Auf der einen Ebene hasste sie ihn, auf der anderen war sie von ihm abhängig. Er hatte im Lauf der Jahre ihr Selbstbewusstsein so untergraben, dass sie sich nicht mehr traute alleine zu leben.

Wenn man frisch verliebt ist und die berüchtigten Schmetterlinge im Bauch hat, dann geht man davon aus, dass die Liebe ewig dauern wird. Leider ist das heute oft nicht mehr der Fall. Die Rituale des Alltags zermürben auf Dauer die Partnerschaft. Zum Beispiel wenn Frauen Kinder erziehen müssen, versuchen sie mitunter auch ihren eigenen Mann zu erziehen, was selten gut geht. Noch heute kümmern viele Männer sich mehr um ihre Karriere als um ihre Kinder. Im günstigsten Fall lebt man dann nach Jahren oder Jahrzehnten nur noch nebeneinander her. Im ungünstigsten Fall gibt es jeden Tag Streit und Gezeter oder Schlimmeres. Insbesondere, wenn man im Job dann auch noch Stress hat, geht das nicht gut und endet wie bei der Patientin in dem obigen Beispiel. Ich nenne das manchmal das „Adolf-Hitler-Syndrom", weil Hitler an allen Fronten Zank angefangen hatte: Norden – Süden – Osten – Westen, er führte zum Schluss überall Krieg, und das konnte nicht gut gehen. Im eigenen Leben muss man aufpassen, dass man nicht denselben Fehler begeht. Man hält einen stressigen Job durch, wenn man eine intakte Partnerbeziehung hat. Ebenso hält man auch eine eigentlich belastende Beziehung aus, wenn man einen tollen Job hat. Was man auf lange Sicht definitiv nicht durchhält ist, einen stressigen Job **und** eine zerstrittene Beziehung zu haben, d. h. gleichzeitig an zwei Fronten zu kämpfen!

Wie ist denn Ihre Partnerbeziehung? Dieser Text ist für Leute, bei denen sich die Paarbeziehung längst totgelaufen hat. Typische Indikatoren sind zum Beispiel:

- Wie viel Zeit verbringe ich täglich wirklich mit meinem Partner?
- Wie viel davon reden wir miteinander?
- Gibt es Umarmungen? Zärtlichkeit? Zungenküsse?
- Wie oft pro Woche haben wir noch Sex?
- Wie oft pro Woche gibt es Streit?
- Wie oft unternehmen wir getrennt etwas?

Ein bekanntes Sprichwort heißt: „*Man lebt nur einmal*". Eine Paarbeziehung sollte ein Ort sein, in dem Respekt, Vertrauen und Offenheit vorherrschen. Der Partner sollte ein Mensch sein, mit dem man über alles reden kann und an den man sich kuscheln kann, wenn es einem schlecht geht. Was eine Beziehung definitiv nicht sein darf, ist ein weiterer Ort von Stress, Belastung und Zoff. Wenn Sie nach einem anstrengenden Abend gerne nach Hause kommen und sich auf Ihren Partner freuen, ist vermutlich alles in Ordnung. Sollte das nicht der Fall sein, dann hilft Ihnen vielleicht folgende Entscheidungsmatrix. Schreiben Sie hier zum einem auf, was dafür spricht, mit Ihrem jetzigen Partner zusammen zu bleiben und unter „contra" was dafür spricht, die Beziehung besser demnächst zu beenden. Was finden Sie positiv an Ihrem Partner, was belastet Sie durch sie oder ihn?

Pro	**Contra**

Die reine Anzahl von pro- oder contra-Argumenten ist oft nicht ausschlaggebend. Unterstreichen Sie nun mit einem Textmarker welche der Punkte Ihnen besonders wichtig sind.

Paare trennen sich nach meiner Erfahrung heute oft zu vorschnell. Wir leben in einer Wegwerfgesellschaft und das gilt leider auch für Beziehungen. Eine kleine Krise und, statt sie durchzustehen, steht sofort das Wort „Trennung" im Raum. Wenn Sie hier negative Punkte aufgeschrieben haben, fragen Sie sich zunächst: Was davon kann ich ändern? Worüber sollte ich mit meinem Partner reden, bevor ich eine Trennung anvisiere? Lohnt es sich zu einer Ehe- oder Familienberatungsstelle zu gehen?

Wenn aber alle Versuche, die Beziehung zu retten, ausgeschöpft sind, sollte man sich trauen, das Problem zu lösen. Ein Ende mit Schrecken dürfte hier allemal besser sein als ein Schrecken ohne Ende. Eine Tür, die sich verschließt, so sagt ein chinesisches Sprichwort, öffnet erst den Blick auf hundert andere Türen.

Ad 2. „Ich habe keinen Partner"

Im Jahr 2016 gab es nach einer Studie rund 17 Millionen Singles in Deutschland, eine Zahl, die jedes Jahr weiter ansteigt. Die Gründe kennt niemand so ganz genau, denn via Internet-Flirtbörsen war es noch nie so einfach einen Partner kennenzulernen wie heute. Studien weisen darauf hin, dass auf der einen Seite Männer heute zu schüchtern geworden sind und auf der anderen Seite Frauen zu hohe Ansprüche an einen potenziellen Partner stellen. Fakt ist, dass das Idealbild eines in Frage kommenden Lebensabschnittgefährten häufig durch den Einfluss der Medien astronomische Höhen erreicht hat. Mode-Journals oder Kinofilme zeigen Menschen, an denen die Maskenbildner vorher zwei Stunden lang gearbeitet haben. Nur leider ist in der realen Welt kaum jemand so attraktiv. Die Medien schaffen aber Standards in den Köpfen der Menschen, die letztlich unerreichbar bleiben. Obwohl die meisten Partnerschaften heute ohnehin nach ein paar Jahren wieder auseinander gehen, bleiben gerade Frauen oft lieber Single als sich auf Kompromisse einzulassen.

Ebenso sonderbar ist, dass Menschen, wenn sie sich einen neuen Wagen kaufen wollen, stundenlang im Internet surfen, Prospekte wälzen und Autohändler aufsuchen. Dieselben Leute überlassen die Partnersuche einfach dem Schicksal oder dem Zufall. Prinzipiell könnten sie die Partnersuche genauso professionell betreiben wie die Suche nach dem Neuwagen. Komischerweise weigern sich die meisten Frauen aber das zu tun: Der Traumprinz muss sie finden, nicht umgekehrt!

Dennoch können Sie Ihre Partnersuche systematisch gestalten, falls Sie jetzt gerade unter Einsamkeitsgefühlen leiden:

Wichtigste Paarfindungsmöglichkeit ist heute – nein, nicht das Internet – sondern es sind weiterhin eher private Bekanntschaften Wer mit Freunden loszieht, wird auf den entsprechenden Events im Schneeballsystem Leute treffen und irgendwann auch einen potenziellen Partner kennenlernen, der oder die jemanden aus dem Freundeskreis kennt. Wer das Wochenende zu Hause verbringt, muss sich nicht wundern, hinter dem Ofen zu versauern. Je aktiver und unternehmungslustiger man ist, je häufiger man mit Freunden in der Gegend herumzieht, um so größer die Wahrscheinlichkeit, die Nächte künftig nicht mehr alleine im Bett verbringen zu müssen.

An zweiter Stelle stehen Ausbildungsstelle und Job. Eine große Anzahl von Paaren findet sich in Schule, Studium oder Beruf. Wenn Sie beides nicht oder nicht mehr haben: Wie wäre es mit einem Kurs an der Volkshochschule? Oder Sie treten einem Verein bei oder beginnen mit einer Sportart wie z. B. Volleyball.

Flirtträume im Internet sind potenziell eine gute Möglichkeit. Leider herrscht dort Lug und Trug. Fotos, die dort hängen, sind zum Teil schon 10 Jahre alt und dann auch noch retuschiert, das Körpergewicht wird um 20 kg herunter gemogelt und das Alter um noch mehr Jahre. Verheiratete Männer versuchen mit Frauen anzubändeln, die jünger sind als ihre eigenen Töchter. Rund 50% der Einträge in solchen Flirtbörsen kann man getrost abschreiben und es bedeutet oft wochen- oder monatelanger intensiver Arbeit, dort einen realen Menschen kennenzulernen, der ebenso einsam ist wie Sie und ebenso wirklich einen treuen Partner sucht. Man muss unendlich viel Geduld haben und lernen, die Spreu vom Weizen zu trennen. Insbesondere muss man bei Internet-Flirts auch lernen mit Frustrationen umzugehen; nicht selten reagieren Leute in der Anonymität des Netzes plötzlich einfach nicht mehr, obwohl man gerade tiefes Vertrauen zu ihnen gefasst hatte. Auf lange Sicht lernen die meisten, die das systematisch betreiben, dann aber irgendwann tatsächlich einen Partner kennen. Irgendjemand dort in den Tiefen des Netzes ist jetzt gerade ebenso einsam wie Sie! Lassen Sie diesen Menschen nicht länger warten.

Ad 3. „Ich habe einen Partner zuviel“

Rund 40% der Deutschen geben in anonymen Befragungen zu, schon einmal fremdgegangen zu sein; die Dunkelziffer dürfte aber noch weitaus höher sein. Eine Affäre zu haben gehört sicherlich zu den interessantesten Abenteuern, die man im Leben haben kann. Die Erotik mit der oder dem Geliebten ist prickelnd. Zumindest anfangs. Nach Jahr und Tag ist der Sex dann oft ebenso ritualisiert wie mit dem eigenen Partner.

Wer einen Partner zuviel hat, muss sich klar darüber sein, dass das erotisierend, aber anstrengend ist. Der feste Partner, mit dem man zusammen lebt und mit dem man vielleicht Kinder hat, muss ständig belogen werden („*Die heutigen Hotels haben nur Doppelzimmer, deswegen steht das so auf der Rechnung, ich habe meins aber als Einzelzimmer genutzt. Echt, kannste mir wirklich glauben. Das ist so.*“). Ebenso wird die oder der Geliebte belogen, der/dem man meist die Trennung vom Ehepartner verspricht, ohne das je wirklich in Angriff zu nehmen. Noch anstrengender wird es, wenn man tatsächlich beide liebt. Das geht durchaus, aber man sitzt zwischen den Stühlen, kann sich nicht entscheiden. Der prickelnde heiße Sex auf der einen Seite, die Sicherheit des traute Heims mit Kindern auf der anderen. In eine solche Situation gerät man hinein, weil man ursprünglich Spaß haben wollte, nur leider kann der Spaß seinen Besitzer dann regelrecht auffressen, da man irgendwann eine Entscheidung treffen muss.

Das Lügen zu beiden Seiten hin ist im Übrigen auch deshalb absolut anstrengend, weil man sich merken muss, was wirklich passiert ist und man muss im Gedächtnis behalten, welche Ausreden man benutzt hat. Das ist mühsam, frisst Energie und man hält es auf die Dauer nicht durch. Sie müssen damit rechnen, sich irgendwann ganz furchtbar zu verhaspeln.

Wenn man das Prickelnde einer Affäre sucht, sollte man sich im Klaren darüber sein, dass das irgendwann immer herauskommt. Mit jedem Treffen, das gutgeht, wird man etwas schlampiger mit der Geheimhaltung. Irgendwann hat man Haare von der Affäre auf den Schultern, riecht nach fremdem Parfüm, vergisst die Theaterkarten aus der Jackettasche zu nehmen oder, das ist wohl heute die häufigste Möglichkeit, man lässt sein Smartphone aus Versehen irgendwo liegen und der längst misstrauisch gewordene Partner findet entsetzt all die verliebten kleinen Nachrichten.

Wenn Sie in eine Affäre hineingestolpert sind, sollten Sie sich überlegen, ob Sie sich von Ihrem jetzigen Partner wirklich trennen wollen? Wie werden Ihre Kinder das finden? Was kostet Sie eine Scheidung? Stellen Sie eine Kosten-Nutzen-Analyse auf und entscheiden Sie sich dann, ob es sich lohnt, das Risiko beizubehalten. Aber wahrscheinlich machen Sie dann trotzdem das Verbotene...

Ad 4. „Ich weiß nicht, ob ich einen Partner habe?“

Ich selbst war auch mal jung und damals war man mit einem Mädchen zusammen, wenn man sich das erste Mal richtig abgeknutscht hatte. Ab dann war man ein Paar und gehörte zusammen. Der erste Sex erfolgte dann auch. Irgendwann jedenfalls ...

Heute ist das meist anders; von den jungen Menschen, die ich kenne, höre ich immer wieder, dass die Reihenfolge sich sonderbar verändert hat. Zwei Leute lernen sich in der Disco (oder wo auch immer) kennen und gönnen sich eine nette erotische Nacht mit allem Drum und Dran. Das heißt aber noch lange nicht, dass sie nun ein Paar sind. Oft gönnen sie sich viele solcher Nächte, aber die Frage: *Sind wir nun ein Paar?* muss separat geklärt werden. Das schafft eine Fülle von Unklarheiten und emotionalem Wirrwarr im eigenen Herzen. Oft ist einer von beiden wirklich verliebt, der (oder die) andere spielt eigentlich nur und sucht bloß die flüchtige Erotik.

Die heutige Welt ist so; jeder muss für sich selbst entscheiden, ob man die feste Beziehung haben möchte oder nur den oberflächlichen Spaß für eine Nacht. Man sollte sich dabei aber auch klar sein, dass man unter Umständen mit diesem Verhalten auch einem anderen Menschen weh tut.

Ad 5. „Mein Partner hat einen Partner zuviel"

Sie haben Ihren Partner erwischt? Das ist schlecht. Eifersucht ist eines der schlimmsten Gefühle überhaupt. Bevor es ans Eingemachte geht, sollten Sie über folgende Fragen gründlich nachdenken:

- Sind Sie sicher, dass Ihnen so etwas nicht auch passieren könnte? Der richtige Mensch im richtigen Moment? Zum Beispiel leicht angeheitert auf einer Betriebsfeier?
- Warum geht Ihr Partner fremd? Ist in Ihrer Beziehung alles in Ordnung? Ist wirklich alles in Ordnung??? Hatten Sie (noch) Sex mit ihrem Partner? Herrscht zwischen Ihnen Respekt und Vertrauen? Kann Ihr Partner mit Ihnen über alles reden?
- Ist Ihr Partner Ihr Eigentum oder hat er/sie sich auf einer völlig freiwilligen Basis entschieden, mit Ihnen zusammen zu sein?
- Hat Ihr Partner die Affäre begonnen, um Ihnen zu schaden, oder um sich selbst etwas Gutes zu tun?
- Wie sicher sind Sie, dass das eine richtige Liebe ist zwischen den beiden oder nur eine flüchtige Sex-Affäre, die eh' bald wieder vorbei ist?
- Welche Möglichkeiten haben Sie, um ihrem Partner zu beweisen, dass Sie eigentlich der oder die Bessere sind (falls er/sie das wert ist?)?
- Schaffen Sie es, Ihre Eifersucht erst einmal hinunterschlucken und an der Qualität Ihrer Beziehung zu arbeiten, bevor Sie die berühmte „Szene" machen?
- Können Sie sich eine Beziehung mit einem neuen Partner vorstellen?

REAGIBILITÄT: WELCHER TYP SIND SIE?

Ich sitze im ICE von Hamburg nach Berlin; mein Smartphone klingelt. Reflexiv gehe ich ran und telefoniere einige Minuten mit meiner Praktikantin, bis eine Frau in der Reihe vor mir sich umdreht und mich laut anfaucht: *„Das hier ist das Ruheabteil!!"!! Machen Sie sofort Ihr Handy aus!!!"* Ich ärgere mich und sehe jetzt erst die Aufkleber „RUHEBEREICH".

Gegen 22:00 bin ich in Berlin und radele mit meinem Faltrad in der Finckensteinallee durch den Stadtteil Lichterfelde-Ost in Richtung meines Hotels in der Theklastraße. Auf der Straße ist Kopfsteinpflaster, das mein wertvolles Gehirn unangenehm durchschüttelt, der Fußweg ist um diese Uhrzeit leer, also radele ich erschütterungsfrei auf dem Bürgersteig weiter. Eine Frau steht mit ihrem Hund am Straßenrand, droht mir mit der Faust und brüllt, ich solle mit meinem Fahrrad sofort vom Bürgersteig herunter, das sei schließlich kein Radweg, es mache sie wütend, dass die blöden Radfahrer immer wie die Irren auf dem Fußweg rasen. Ihr Hund macht derweil sein großes Geschäft an der Bordsteinkante.

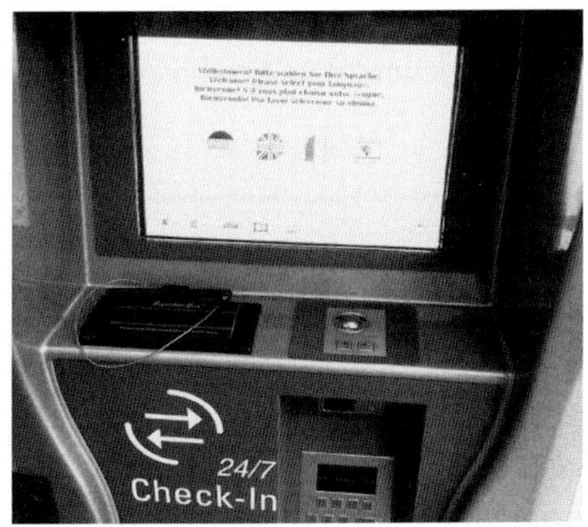

Seit Jahren mein persönlicher Feind: Der Eincheck-Automat am Hotel in Berlin

Ich komme am Hotel an, wie immer ist die Rezeption um diese Uhrzeit nicht mehr besetzt, das kenne ich nun ja schon und gebe meinen Namen am Hotelautomaten ein, der sagt mir: „KEINE BUCHUNG AUF DIESEN NAMEN VORHANDEN. BITTE ÜBERPRÜFEN SIE DIE SCHREIBWEISE." Dieses Spiel mache ich zehnmal mit, obwohl ich eigentlich weiß, wie ich heiße und versuche: KASTEN / CASTEN / CARSTEN / ERICH KASTEN / DR. KASTEN / PROF. KASTEN usw. An der gläsernen Hoteltür klebt ein Zettel mit einer Notrufnummer. Beim dritten Versuch, inzwischen stehe ich schon 15 Minuten vor dem Hotel, erreiche ich tatsächlich jemanden und es stellt sich heraus, dass man meinen Nachnamen bei der Buchung falsch eingegeben hat („KARSTEN"). Kurz vor 23:00 Uhr schließe ich endlich die Zimmertür auf, lasse mich erschöpft aufs Bett fallen, denke: *„So ein Scheiß-Tag, heute"*.

Es passiert immer irgendwas Doofes im Leben. Oft sind es nur Kleinigkeiten so wie hier. Manchmal sind es schlimme Dinge. Die Frage ist: Wie lange braucht jemand, um sich wieder herunterzufahren? Man spricht hier von „Reagibilität", d. h. wie schwach oder stark reagiert ein Mensch auf belastende Ereignisse mit Ärger, Wut, Beleidigtsein oder auch mit Trauer. Beispielhaft sind hier drei Typen aufgezeichnet. Der Typ-A reagiert nur schwach und beruhigt sich rasch wieder, der Typ-B regt sich deutlich stärker auf und braucht länger, um die Sache *ad acta* zu legen und Typ-C schießt in astronomische Höhen hoch und benötigt Tage bis Wochen, um sich zu beruhigen.

Welcher Typus sind Sie?

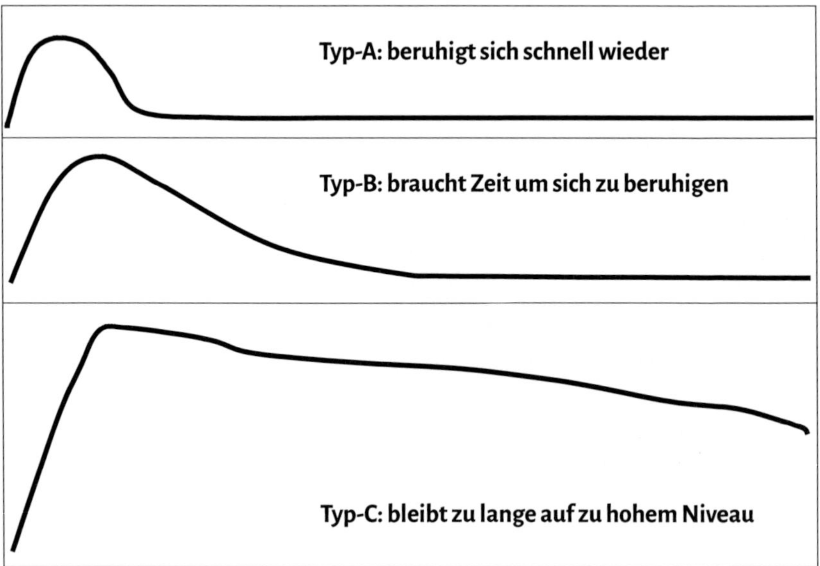

Gehören Sie auch zu den Menschen, die viel zu lange über Probleme nachdenken, die längst vorbei sind oder die Sie im Moment sowieso nicht lösen können? Irgendetwas Negatives ist in Ihrem Leben passiert und Sie können einfach nicht aufhören darüber nachzugrübeln? Ihnen ist längst klar geworden, dass Sie damit, dieses Problem ständig noch weiter in Ihrem Kopf kreisen zu lassen, sowieso nichts erreichen können, da das Problem zurzeit nicht lösbar ist.

Sie erreichen hiermit zwei unangenehme Effekte:

(1) Das Gehirn lässt sich trainieren. Je häufiger man eine Vokabel lernt, umso besser sitzt sie. Je öfter man ein Gedicht wiederholt, umso besser kann man es. Das liegt daran, dass sich im Gehirn Verknüpfungen bilden und je häufiger wir diese Verknüpfung aktiv werden lassen, desto stärker und dominanter wird sie. Für das Lernen in der Schule ist das prima. Leider taucht dieser Effekt auch auf, wenn man ständig an etwas Belastendes denkt. Wenn man Tag für Tag über ein schlimmes Ereignis grübelt, dann werden die Nervenbahnen, die für diese Erinnerungen verantwortlich sind, immer kräftiger. Das führt dazu, dass sich diese Gedanken immer häufiger in das Denken schieben, selbst dann, wenn man es gar nicht will. Man versucht gerade mal etwas auszuspannen, sofort sind die belastenden Denkweisen da. Man versucht nachts zu schlafen, gleich melden sich die negativen Erinnerungen wieder.

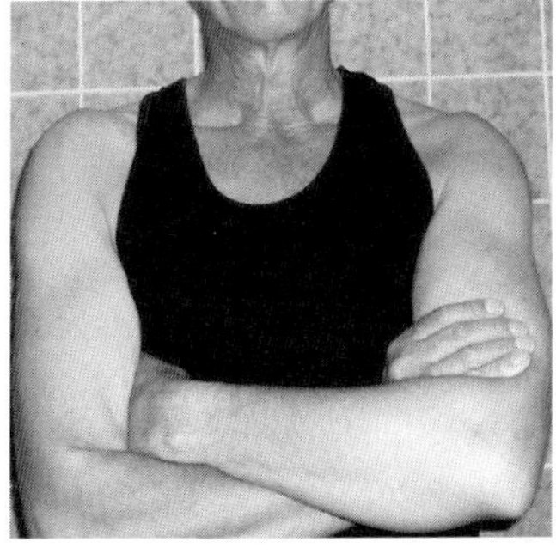

Das Gehirn funktioniert in mancher Hinsicht nicht anders als ein Muskel. Trainiert man täglich seine Bizeps, dann werden diese immer stärker. Trainiert man täglich mit negativen Gedanken das Hirnareal, das für Trübsinn zuständig ist, dann wird dieses Hirnareal auch immer stärker.

Das Gehirn funktioniert in mancher Hinsicht nicht anders als ein Muskel. Trainiert man täglich seine Bizeps, dann werden diese immer stärker. Trainiert man täglich mit negativen Gedanken das Hirnareal, das für Trübsinn zuständig ist, dann wird dieses Hirnareal auch immer stärker. Treibt man keinen Sport mehr, wird der Muskel kleiner und schwächer. Hört man damit auf, ständig über belastende Dinge nachzugrübeln, dann schrumpft auch das zugehörige Hirnareal wieder auf seine normale Größe.

(2) Das ständige Grübeln über ein belastendes Ereignis führt dazu, dass physiologische Prozesse im Körper aktiviert werden. Ihr Stoffwechsel reagiert auf gedanklich vorgestellte Belastungen ähnlich wie auf realen Stress. Es wird unter anderem ständig Adrenalin ausgeschüttet, der Körper gerät in einen dauerhaften Spannungszustand, der einen auslaugt, krank macht, nicht mehr schlafen lässt. Man gerät schließlich in einen körperlich-seelischen Zustand, der eher einem Wrack als einem lebenden Menschen ähnelt. In diesem Zustand gelingt

es einem dann erst Recht nicht mehr, diese negativen Gedanken noch zu kontrollieren.

Es gibt einen Ausweg aus diesem Kreislauf. Wir können zwar nicht aufhören zu denken, aber wir können ETWAS ANDERES denken. Jedes Mal, wenn Sie sich dabei ertappen, dass Sie über ein Problem oder ein belastendes Ereignis nachdenken, das Sie sowieso nicht lösen können, dann sagen Sie sich innerlich ganz laut:

„Nein, daran will ich jetzt nicht denken! Ich denke lieber an ...“

Unser menschliches Gehirn ist ein gefräßiger Hochleistungsmotor, der ständig neue Stimulation haben will. Daher können wir nicht wirklich aufhören nachzudenken und Sie benötigen nun etwas Konstruktives, worauf Ihr Kopf sich ab jetzt stürzen kann. Um das Gehirn daran zu hindern, stetig weiter über dasselbe unlösbare Problem nachzudenken, muss man ihm ein anderes Futter hinwerfen. Ein positives Ziel, etwas dessen Erreichung Sie freuen würde und dessen Erfüllung Sie Ihren Träumen, Wünschen und Hoffnungen etwas näher bringt. Zum Beispiel: Welches Hobby könnte ich machen? Wohin würde ich gerne mal verreisen? Wie bekomme ich einen besseren Job? Wo lerne ich meinen Traumpartner kennen? Wie kann ich reich werden? Was würde ich mir anschaffen, wenn ich reich wäre? Welche Ziele habe ich im Leben? Was wäre das Schönste, was mir im Leben passieren könnte?

Schreiben Sie hier nun fünf Ideen hin, mit welchen positiven Gedanken, Zielen, Wünschen oder Hoffnungen Sie künftig das Grübeln über belastende, negative Inhalte ersetzen werden:

1. ______________________________

2. ______________________________

3. ______________________________

4. ______________________________

5. ______________________________

DIE WEISHEIT DES KÖRPERS

Eine wesentliche Basis für mehr Lebensfreude ist ein verbessertes Körpergefühl. Je mehr Sie darüber wissen, was in Ihrem Körper vor sich geht, je achtsamer Sie mit Ihrem Körper umgehen, umso wohler werden Sie sich fühlen und desto mehr Lebensfreude werden Sie spüren. Ihr Körper weiß, was er braucht, aber mit der Hektik des Alltages kämpfen wir immer wieder gegen die Bedürfnisse unseres Körpers an.

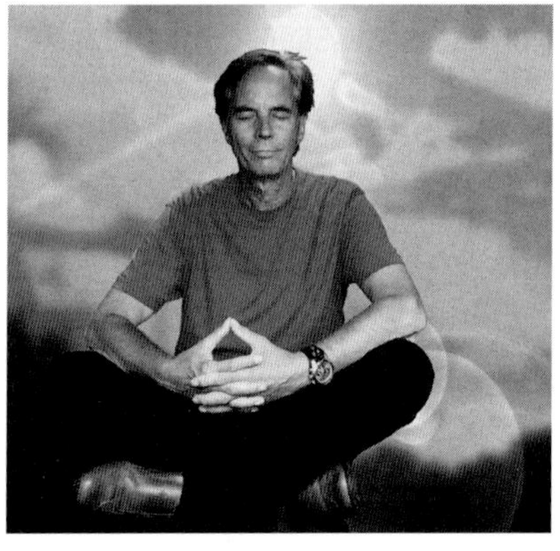

Entspannungsverfahren sind eine Möglichkeit, sehr viel mehr von der Weisheit des Körpers zu erfahren. Techniken wie Progressive Muskelentspannung oder Autogenes Training können helfen, mehr innere Ruhe zu bekommen. Auch fernöstliche Methoden eignen sich gut; hierzu gehören z. B. Transzendentale oder Zen-Meditation, Yoga, Tai Chi und Qui Gong.

Wenn Sie solch ein Verfahren gelernt haben und es beherrschen, können Sie es unter fast allen Bedingungen einsetzen. Sei es abends zum Einschlafen, vor einem belastenden Tag, während einer Besprechung, in Angstsituationen, vor Prüfungen, im Büro, im Zug/Flugzeug oder während einer kurzen Rast bei einer langen Autofahrt, u.v.m.

Bitte überlegen Sie sich nun zunächst einmal, wann Sie ein Entspannungstraining ungestört durchführen können? Für viele Menschen, die im Berufsleben stehen oder die Kinder haben, ist es nicht einfach, regelmäßig Freiraum zu finden, in dem man völlig ungestört ist. Es ist aber wichtig (gerade in der Anfangszeit!) die Entspannungsübung regelmäßig zu machen. Sonst lernen Sie nicht wirklich, Körper und Geist zu entspannen und sich in Stress-Situationen mental herunter zu fahren. Also: Wann geht es?

Die meisten Übungen kann man im Liegen, im Sitzen bzw. im Lotus- oder Schneidersitz durchführen. Enge Kleidungsstücke sind zu vermeiden und störende Utensilien wie Brille und Uhr sollten abgelegt werden. Die Entspannungsübungen können mit offenen oder geschlossenen Augen durchgeführt werden, geschlossene Augen sind meist besser. Die Durchführung dauert zunächst etwas länger, später nur rund eine Viertelstunde, ein Zeitraum, der allgemein als ausreichend angesehen wird.

Die meisten Entspannungstechniken beinhalten auch Atemübungen, hierdurch wird die Sauerstoffaufnahme des Körpers erhöht. Das ist grundsätzlich gut; falls man jedoch das Gefühl haben sollte, zu schnell oder zu langsam zu atmen, insbesondere wenn einem schwindelig werden sollte, dann sollte man die Übung erst einmal beenden und Rücksprache mit einem Arzt oder Therapeuten halten. Bei bestimmten Krankheiten sollte man mit Entspannungsübungen vorsichtig sein. Insbesondere wenn jemand unter viel zu niedrigem Blutdruck leidet, kann Vorsicht geboten sein, da in der Entspannung der Blutdruck noch weiter sinkt. Durch die Hinwendung nach innen kann es bei manchen depressiven Patienten allerdings in seltenen Fällen auch vorkommen, dass sie zu stark mit Gefühlen von Trauer und Leere konfrontiert werden. Hier sollte man einen Arzt oder Therapeuten fragen, bevor man mit einem Entspannungstraining beginnt.

Eine Entspannungsübung sollte nichts erzwingen. Achten Sie auf die Weisheit Ihres Körpers. Atmen Sie so, dass Sie sich dabei wohl fühlen. Mit jedem Atemzug lassen sich Trübsal nach draußen atmen und beim Einatmen konzentriert man sich darauf, frischen Lebensmut in sich hinein zu ziehen. Danach kann man sich bereinigt und voller Kraft an die Arbeit machen. Die meisten Menschen, die ein solches Verfahren erlernt haben, profitieren sehr davon. Die tiefenentspannten Zustände sind für sie kleine Inseln des Glücks, der Ruhe und der Erholung. Gleichzeitig wird man ruhiger, in Krisensituationen sind solche Menschen der Fels in der Brandung, an den andere sich klammern können.

Entspannungsverfahren kann man aus Büchern oder auch mit Hilfe von CDs erlernen, die es im Fachhandel zu kaufen gibt. Gerade für Menschen mit psychischen Schwierigkeiten ist es aber äußerst wichtig, einen Anleiter zu haben, der einem das Verfahren richtig beibringt und anwesend ist, falls etwas nicht ganz so gut klappt. Häufig werden Entspannungsverfahren in kleinen Gruppen gelehrt, so dass man gleich noch die Chance hat, neue Freundschaften aufzubauen. In der Regel findet man heute im Internet Lehrer, die solche Entspannungsverfahren anbieten. Zum Teil kann man sich auch bei der örtlichen Krankenkasse erkundigen oder es werden Kurse an der Volkshochschule angeboten.

BETEN HILFT DOCH!

Vertrau auf Gott,
Doch auch auf eigne Kraft.
Gott segnet nur, was Du Dir selbst
geschafft.

Religiös zu sein ist heute unmodern geworden; die Zahl der Kirchenaustritte nimmt beständig und stetig zu. Der moderne Mensch glaubt mit Mathematik, Logik und Wissenschaft alles erklären zu können. Beschäftigt man sich aber wirklich mit Wissenschaft, dann erkennt man schnell die Grenzen unserer angeblichen Klugheit. Im Grunde genommen können wir Menschen nur die Wahrheiten erkennen, in denen unser eigenes Denken sich bewegt. In unserer Logik existieren nur Ursache und Wirkung und alles hat einen Anfang und ein Ende. Mit diesen Konzepten scheitert man schon an der lapidaren Frage, wann und warum unser Universum entstanden ist? Was war vorher? Was ist außerhalb des Weltalls und was außerhalb dieses Außerhalbs. Auch die Hirnforschung beißt sich die Zähne an dem Wunderwerk Gehirn aus. Wir haben schöne lateinische Namen für Hirnteile und können die Botenstoffe benennen, die Informationen von einer Nervenzelle zur anderen transportieren. Aber wir Forscher haben keinen blassen Schimmer einer Ahnung, wie die elektrischen Aktivitäten z. B. ein farbiges Abbild unserer Umwelt ins Gehirn zaubern oder wie das Bewusstsein unserer eigenen Existenz eigentlich entsteht. Auf dieser Basis beginnen gerade viele Wissenschaftler dann doch wieder religiös zu werden.

Menschen, die gläubig sind, haben einige Vorteile. So ist der Tod für Atheisten das endgültige Ende jeder Existenz. Gottgläubige Menschen dagegen sterben oft mit weniger Angst und kommen mit dem Tod naher Angehöriger besser zurecht, wenn sie an eine Weiterexistenz unserer Seele auch nach dem Tod glauben. Im Glauben verankerte Menschen sehen in Schicksalsschlägen eher eine göttliche Erprobung, die es durchzustehen gilt. Beten kann in ausweglos erscheinenden Situationen Hoffnung vermitteln und Glaube kann Kraft geben. Außerdem bietet die Kirche eine Vielzahl von Aktivitäten an, oft greift sie z. B. auch auf ehrenamtliche Helfer zurück, so dass man sich hier ein soziales Netz aufbauen kann, das langfristig ein protektiver Faktor auch gegen Depressionen sein kann.

ACTION !

Passivität, Langeweile, Nichtstun und lange im Bett bleiben machen depressiv. Sie führen dazu, dass man grübelt und sich über Dinge Sorgen und Gedanken macht, die oft gar nicht so wichtig sind. Negative Stimmung verursacht Motivationslosigkeit und Unlust etwas Sinnvolles zu tun, die nichtsnutzige Zeit führt wiederum zum Grübeln über Probleme, die man eh' nicht lösen kann. Und am Abend geht man unzufrieden ins Bett, weil man wieder einmal gar nichts geschafft hat.

Hier gilt eines der wichtigsten Grundgesetze der Behandlung von Depressionen:

Jede Form von Aktivität ist antidepressiv!!!

Wenn Ihre Stimmung mies ist, dann sollten Sie versuchen, sich irgendwie zu zwingen, etwas zu tun! Zum Beispiel:

- Stehen Sie früh auf.
- Gehen Sie spazieren.
- Machen Sie Hausarbeit.
- Räumen Sie Schubladen, Keller, Dachboden auf.
- Telefonieren Sie mit Freunden oder Verwandten.
- Treffen Sie sich mit Bekannten.
- Treiben Sie Sport.
- Oder, definitiv mein bester Vorschlag für die heutige Lektion: bauen Sie sich eine Modell-Eisenbahn!

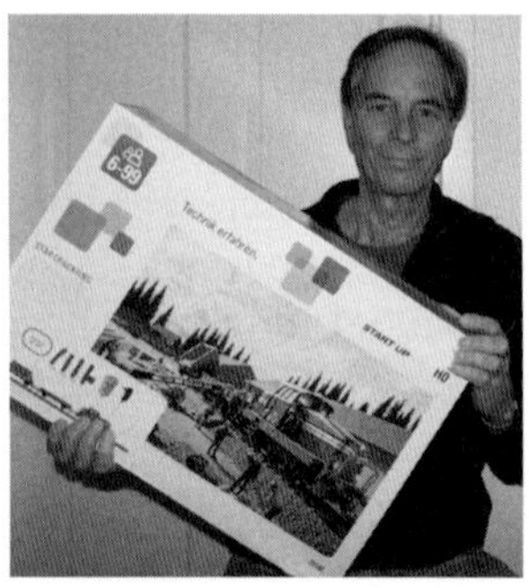

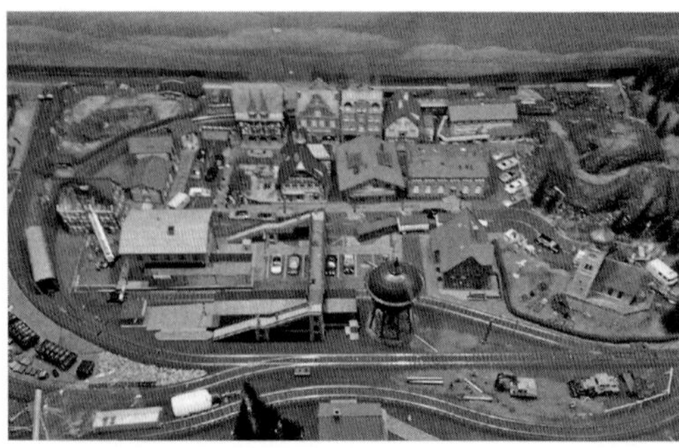

DER MENSCH IST EIN HERDENTIER

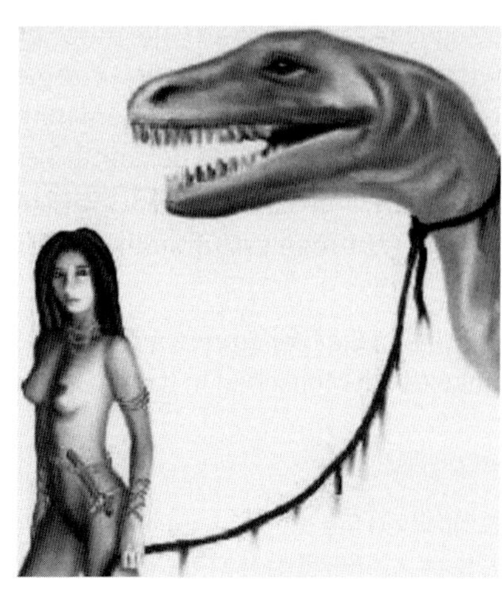

Der Mensch ist kein Einzelgänger. Seit Millionen von Jahren leben wir in kleinen, überschaubaren Sippen. In der Steinzeit war das notwendig, denn nur mit Hilfe der anderen Mitglieder konnte der Einzelne überleben. Ein Mammut zu erlegen, das schaffte kein Neandertaler alleine! Zusammen jagen und hinterher zusammen zu essen ist ein Ritual, das uns verbindet. Der Drang eine Gruppe zu haben, steckt dadurch noch heute in unserem Kopf. Sobald Menschen zusammen kommen, etwa beim Französisch-Kurs an der Volkshochschule, im Seminar zur Fortbildung für Führungskräfte Ihrer Firma oder bei einer Busreise nach Italien, bemühen sie sich sofort, kleine Untergruppen zu bilden.

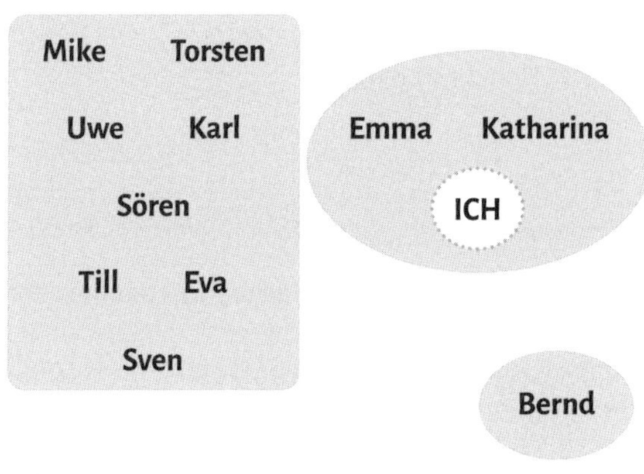

In jeder Gruppe, die sich neu zusammenfindet, bilden sich sofort Untergruppen verschiedener Größe. Passen Sie auf, dass Sie nicht zum Außenseiter werden, sondern Anschluss finden.

Wie schwierig wäre es für Sie, jetzt z. B. alleine einen Flug nach New York zu buchen, selbständig dorthin zu fliegen und dort einen Vortrag vor den amerikanischen Kollegen zu halten?

Und um wie viel einfacher wäre das für Sie, wenn Sie dasselbe in einer Gruppe von fünf Menschen tun könnten?

An diesem einfachen Beispiel sieht man, wie wichtig soziale Beziehungen sind. Wer in dieser Welt völlig alleine auf sich selbst gestellt ist, wird über kurz oder lang unzufrieden und bedrückt oder sogar depressiv. Es ist ja auch nicht einfach, als Einzelkämpfer ohne Hilfe durch diese komplexe Welt zu kommen. In vielen wissenschaftlichen Studien wurde gezeigt, dass eine Vielzahl von Freundschaften ein Schutzfaktor ist, mit dem man seelischen Störungen entgehen kann. Je mehr Freunde und gute Bekannte Sie haben und umso besser Sie in das soziale Netzwerk eingegliedert sind, desto besser wird auch Ihre Stimmung sein, weil Sie wissen, dass Sie im Notfall immer jemanden haben, mit dem Sie reden können.

Schreiben Sie hier einmal auf, wie viele hilfreiche, aber auch wie viele negative, belastende Menschen in Ihrem Leben eine Rolle spielen?

POSITIV:

Schreiben Sie hier auf, zu welchen Personen in der **Verwandtschaft** (Partner, Eltern, Kinder, Brüder, Schwestern, Onkel, Tanten usw.) Sie im Großen und Ganzen ein sehr positives Verhältnis haben:

____

____

Schreiben Sie hier auf, zu welchen Personen im Kreis Ihrer **Kollegen** Sie im Großen und Ganzen ein sehr positives Verhältnis haben:

____

____

Schreiben Sie hier auf, welche guten **Bekannten** (z. B. Nachbarn), Freunde oder Freundinnen Sie ansonsten noch haben:

____

____

NEGATIV:

Schreiben Sie hier auf, zu welchen Personen in der **Verwandtschaft** (Partner, Eltern, Kinder, Brüder, Schwestern, Onkel, Tanten usw.) Sie ein sehr negatives, zerstrittenes, belastendes Verhältnis haben:

Schreibe hier auf, zu welchen Personen im Kreis Ihrer **Kollegen** Sie ein sehr negatives, zerstrittenes, belastendes Verhältnis haben:

Schreibe hier auf, zu welchen **anderen Personen** (z. B. Nachbarn) Sie ein sehr negatives, zerstrittenes, belastendes Verhältnis haben:

Falls Sie nun feststellen, dass Sie über sehr wenige positive Sozialkontakte verfügen, gleichzeitig aber über sehr viele belastende, dann ist es an der Zeit, daran etwas zu verändern! Schreiben Sie hier auf, zu welchen Menschen in Ihrer Umgebung Sie versuchen können, ein positives Verhältnis aufzubauen. Wer käme für eine Freundschaft in Frage? Wer ist Ihnen sympathisch? Vielleicht können Sie auch einige alte Freundschaften wiederbeleben? Im Internet findet man unzählige Leute aus der Schulzeit wieder! Wo können Sie eventuell Menschen kennenlernen, um mit ihnen eine kleine Sippe aufzubauen?

Insbesondere, wenn sich Gruppen neu zusammenfinden müssen, etwa bei einer Gruppenreise oder bei einem Arbeits-Team, das neu zusammengestellt wurde, sind die ersten Tage äußerst wichtig. Machen Sie sich in solch einem Fall klar, dass die meisten anderen auch fremd in dieser Gruppe sind und – ebenso wie Sie – Anschluss haben möchten. Dadurch sind die Leute in den ersten Tagen sehr offen, kontaktbereit und suchen Informationen. Schafft man es, gleich an einem der ersten Tage mit jemandem ins Gespräch zu kommen, dann wird dieser Kontakt in der Regel auch bestehen bleiben. Das Eis ist gebrochen und in den Pausen kann man die Nähe dieser Person aufsuchen und dort weiterschwätzen, wo man das letzte Mal aufgehört hat. Wenn Sie neu in einer Gruppe sind, dann schauen Sie danach: (a) Wer scheint auch alleine zu sein? Und (b): Wer ist Ihnen vom Aussehen her sympathisch? Es gibt dann immer einen Vorwand, diesen Menschen anzusprechen (*„Äh, wissen Sie, wo hier die Toiletten sind?“; „Kannst Du mir evtl. 10,- Euro wechseln, ich brauche noch Kleingeld für die Parkuhr?“; „Bin ich hier richtig für den Französisch-Kurs? Haben Sie auch Verwandte in Paris?“ usw.).*

Ein tragfähiges soziales Netz gibt – wie in der Steinzeit – auch heute noch Sicherheit. Ein solches Netz kann man sich aufbauen, muss es dann aber auch pflegen und versuchen diese Kontakte zu halten. Persönliche Kontakte sind hier natürlich am besten, aber auch Kommunikationsmedien im Internet oder auf dem Smartphone geben vielfältige Möglichkeiten Kontakt zu halten.

DESTRUKTIVE GEDANKEN

Fabian ist nagelneuer Azubi in einem Großbetrieb und letzte Woche von einem Kumpel aus seiner Firma zu dessen Geburtstagsparty eingeladen worden. Erst freute er sich drauf, denn er ist Single und hofft, dass da auch viele nette Mädchen sind. Je näher der Termin jedoch heranrückt, umso unsicherer wird er. Fabian ist nicht gerade ein Frauenheld, gerade hübschen Mädchen gegenüber eher schüchtern. Er steigert sich immer weiter in den Gedanken hinein, dass er auf der Party bestimmt den ganzen Abend alleine dastehen und gelangweilt das Etikett seiner Bierflasche zerkratzen wird, weil er niemanden trifft, mit dem er reden könnte. Vermutlich sind die Mädchen, die dort sind, alle schon vergeben. Wahrscheinlich werden die anderen Jungs sich besaufen und Drogen nehmen; bestimmt, ganz bestimmt sogar wird es zu Provokationen oder Schlägereien kommen. Fabian zieht sich die neue Jeans und das T-Shirt, das er eigentlich extra für diese Party gekauft hatte, wieder aus, legt sich auf die Couch und entschließt sich, den Abend doch lieber vor dem TV zu verbringen.

Morgens, wenn wir erwachen, setzt sich unsere Denkmaschinerie in Bewegung und wir erklären uns dann bis zum Schlafengehen diese Welt. Menschen nehmen die Umgebung aber nicht so wahr wie sie wirklich ist, sondern bestimmend für unser Verhalten ist immer wie wir uns selbst und andere sehen und was wir darüber denken. Eine Person, die ständig mit destruktiven Gedanken herumläuft (*„Keiner hat mich wirklich lieb!“*) wird sich auch entsprechend verhalten und dann die entsprechende Rückmeldung der Umwelt ernten, die mit einem solche Miesepeter natürlich nichts zu tun haben mag. Dadurch, dass andere sich dann abwenden, sieht man seine Vorurteile bestätigt und steigert sich noch mehr in negative Vorstellungen hinein; man nennt das eine „Sich-selbst-erfüllende Prophezeiung" (engl.: *„self fullfilling prophecy"*). Läuft man jedoch mit dem Gedanken im Kopf herum: *„Andere mögen mich"*, dann wird man sich entsprechend positiver verhalten und, so erstaunlich das klingen mag, andere mögen einen dann tatsächlich!

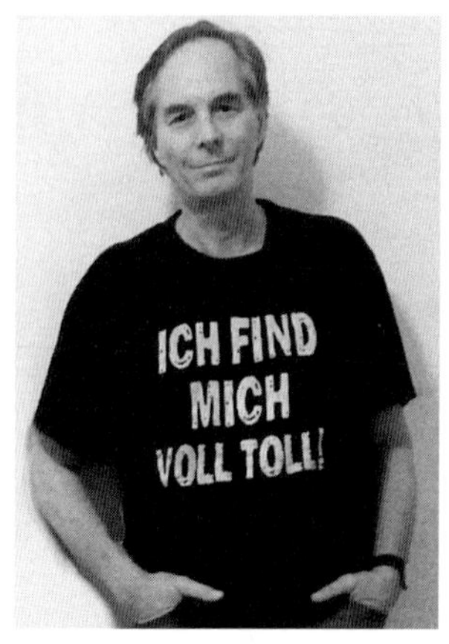

Es gibt etliche destruktive Gedanken, mit denen wir uns die Welt schlechtreden können. Typische destruktive Gedankengänge sind zum Beispiel:

- Willkürliche Schlussfolgerungen: ohne sichtbaren Beweis oder sogar trotz Gegenbeweisen werden willkürlich Schlussfolgerungen gezogen: *„Immer, wenn ich meinen Müll runterbringen will, ist die Mülltonne randvoll. Das machen meine Nachbarn extra, sie haben etwas gegen mich!"*
- Übergeneralisierung: Aufgrund eines einzelnen Vorfalls wird eine allgemeine Regel aufgestellt, die unterschiedslos auf ähnliche und unähnliche Situationen angewendet wird. *Sie haben einmal Pech gehabt, müssen Sie deswegen wirklich immer, den Rest Ihres Lebens Pech haben?*
- Dichotomes Denken: Gedanken in Alles oder Nichts-Kategorien. Wenn eine Person nicht für mich ist, dann ist sie gegen mich (*„Bisher dachte ich ja, dass Desiree meine beste Freundin ist, aber gestern war sie irgendwie so schnippisch. Also, die kann mich mal, mit der will ich nichts mehr zu tun haben!"*)
- Personalisierung: Zufällige Ereignisse werden ohne klaren Grund auf sich selbst bezogen. Beispiel: *„Dieser Zug hat nur deswegen Verspätung, weil ich darin mitfahre."*
- Selektive Abstraktion: Einzelgeschehen werden überbetont: *„Irgendjemand hat sein Bonbonpapier auf meinen Schreibtisch geschmissen; man will mich ärgern und aus der Firma drängen!"*
- Maximieren und Minimieren: Negative Ereignisse werden übertrieben und positive Ereignisse untertrieben. Zum Beispiel: *"Die mündliche Prüfung, die ich mit einer 1 bestanden habe, war viel zu leicht; die hätte jeder Idiot bestanden. Aber bei der Klausur heute, da war ich echt schwach, das zeigt mir mal wieder, dass ich das Studium sowieso nicht schaffe."*

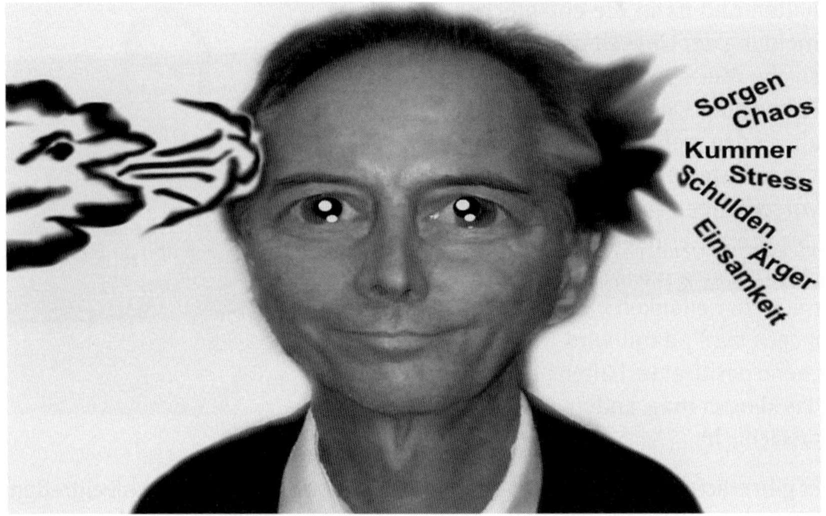

- Katastrophisieren: Das Eintreffen oder die Bedeutung von negativen Ereignissen wird stark überbewertet. *„Da war eine Sirene von einem Krankenwagen. Oh jeh! Meinen Kindern ist bestimmt etwas Schlimmes passiert!"*
- Emotionale Beweisführung: Das Gefühl wird als Beweis für die Richtigkeit der Gedanken genommen. *„Ich fühle, dass ich nichts wert bin, also ist das auch so!"*
- Etikettierung: Aus einer Handlung wird ein umfassender Sachverhalt gemacht, z. B. *„Bei der Diskussion habe ich verloren – ich bin ja immer der geborene Looser!"*
- Gedankenlesen: Man meint, ohne das wirklich zu wissen, die negativen Gedanken der anderen zu kennen: *„Ich bin sicher, dass die anderen mich nur wegen meiner großen Nase anschauen."*
- Tunnelblick (selektive Aufmerksamkeit): Jemand sieht nur einen bestimmten Aspekt seines gegenwärtigen Lebens: *„Wenn ich meinen Job verliere, dann ist mein gesamtes Leben verpfuscht!"*

Die Therapieform des „kognitiven Umstrukturierens" bemüht sich, solche destruktiven Vorstellungen aufzudecken und durch positive zu ersetzen. Ständige negative, belastende Gedankengänge setzen den Körper unter Stress und sind dadurch an der Entstehung vieler psychosomatischer Erkrankungen beteiligt. Unser vegetatives Nervensystem ist nicht gerade besonders klug in diesen Dingen und das Denken an etwas Schlimmes setzt hier dieselben physiologischen Reaktionen in Gang als wenn tatsächlich etwas Schlimmes passiert.

Da man, wie bereits oben gesagt, mit dem Denken nun mal nicht aufhören kann, ist es nicht immer möglich, sich belastenden, negativen Gedankengänge einfach aus dem Kopf zu pusten. Die einzige Möglichkeit sie loszuwerden ist, stattdessen etwas Positives zu denken.

Hier folgen einige Beispiele:

Negativ – belastend:	**Stattdessen positiv-aufbauend:**
Die ganzen Übungen in diesem Buch zu befolgen, das schaffe ich ja nie.	Immer ein Schritt nach dem anderen. Wird schon werden.
Ich bin ein Versager!	Ich habe schon viel geschafft im Leben.
Das macht mir jetzt totale Panik.	Ich werde ruhig bleiben.
Das endet mit Sicherheit in einer Katastrophe.	Ich werde mich anstrengen und werde es schaffen, alles wird gutgehen.
Ich hab keine Ahnung und werde bestimmt durch die Prüfung fallen.	Ich habe gelernt. Wird schon werden. Hauptsache bestehen.

Bitte versuchen Sie nun selbst einmal, folgende destruktive Gedankengänge durch positive zu ersetzen:

Bestimmt wird das ein total langweiliger, öder und echt blöder Tag heute.	
Vor dem Vortrag habe ich wahnsinnige Angst. Ich werde mich blamieren.	
Mich nervt im Moment echt alles an.	
Was mach ich hier eigentlich? Das sind ja alles nur doofe Leute hier.	
Irgendwie fühle ich mich total elend heute. Wird mit Sicherheit ein miserabler Tag.	

Bestimmt werde ich auf der Party wieder mal alleine rumstehen und niemand wird mich ansprechen.	
Mein(e) Freund(in) will sich von mir trennen. Das ist eine absolute Katastrophe!	
Ich halte diesen Stress nicht mehr aus.	
Mir ist schwindelig! Bestimmt werde ich gleich ohnmächtig. Oh jeh, wie peinlich.	
Alle Leute werden mich anstarren, wenn ich bei der Übung anfange zu zittern.	
Alle werden mich auslachen, weil ich bestimmt rot werde.	
Niemand wird mit mir reden, wenn ich Leute anspreche.	
Ich soll alleine auf ein Amt? Das schaffe ich nie.	
Mit Sicherheit werde ich den Anschlusszug verpassen und zu spät zum Termin kommen.	
Egal wie ich's mache, bestimmt meckert mein Chef wieder mit mir.	

Nee, das kann ich sowieso nicht. Ist eh' zwecklos, brauch' ich gar nicht erst versuchen.	
Andere Menschen mögen mich nicht; irgendwie ecke ich immer wieder an und finde keine Freunde.	
Arbeitslos, geschieden und jede Menge Schulden. Mein Leben hat keinen Sinn mehr. Ich muss Selbstmord begehen.	
Ich bin total hässlich.	

Nach dieser Trockenübung sollen Sie hier nun einmal Ihre eigenen negativen, belastenden und destruktiven Gedanken notieren. Welche Gedankengänge haben Sie in den letzten Tagen gehabt, die eigentlich unnütz waren und die Sie nur behindert haben? Oder protokollieren Sie mal einige in den kommenden Tagen:

Alte negative, belastende Gedanken ☹	**Neue positive, aufbauende Gedanken ☺**

Alte negative, belastende Gedanken ☹	Neue positive, aufbauende Gedanken ☺

TIPPS FÜR SPORT-LEGASTHENIKER

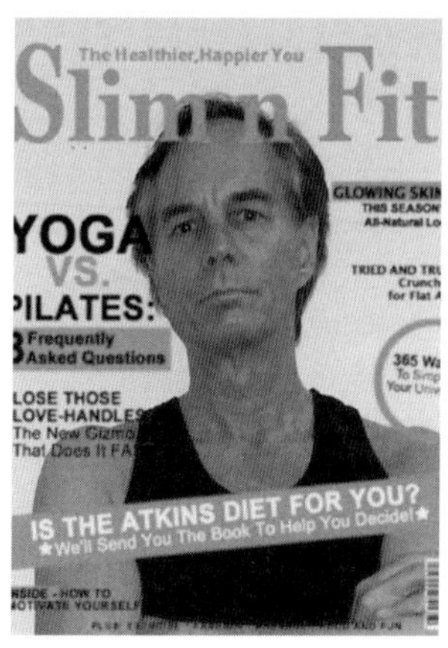

Müßiggang ist aller Laster Anfang: Für Lebewesen ist es nützlich, sich zu bewegen. Je mehr ein Tier sich bewegt, umso größer ist seine Chance Nahrungsmittel oder einen Geschlechtspartner zu finden oder einem Feind zu entkommen. Ein Lebewesen, das sich viel bewegt, wird also satter sein und leichter einen Artgenossen finden, mit dem es sich paaren und viele Nachkommen bekommen kann. Daher belohnt unser Gehirn uns für Bewegung, d. h. es schüttet körpereigene Glücksbotenstoffe aus. Wer Sport treibt, wird also ein wenig glücklicher sein als seine unsportlichen Zeitgenossen. In Extremfällen kann Sport ja sogar zu Zuständen wie dem „*Runner's High*" führen, ein drogenähnliches Hochgefühl, das z. B. bei Marathonläufern auftritt.

[Zuviel Sport hat leider gegenteilige Effekte. Wer seinen Körper überlastet und ständig Muskelkater und Rückenschmerzen hat, verstärkt Depressionen eher. Die große Kunst im Leben ist wohl immer, das gesunde Mittelmaß zu finden!]

Welche Sportarten würden Ihnen liegen? Eher Mannschaftssport oder sind Sie Einzelkämpfer? Eher im Verein oder in der Muckibude? Hier einige Vorschläge:

- ○ American Football
- ○ Badminton
- ○ Ballett
- ○ Baseball
- ○ Basketball
- ○ Biathlon
- ○ Billard
- ○ Bobsport
- ○ Bogenschießen
- ○ Bowling
- ○ Boxen
- ○ Cheer-Dance
- ○ Eishockey
- ○ Eislaufen
- ○ Eisschießen
- ○ Fallschirmspringen
- ○ Faustball
- ○ Fitness-Center
- ○ Frisbee
- ○ Fünfkampf
- ○ Fußball
- ○ Galoppreiten
- ○ Gewichtheben
- ○ Golf
- ○ Handball
- ○ Hockey
- ○ Jiu-Jitsu
- ○ Jogging
- ○ Judo
- ○ Karate
- ○ Kickboxen
- ○ Krafttraining
- ○ Leichtathletik
- ○ Marathon
- ○ Minigolf
- ○ Motorflugsport

- ○ Nordic-Walking
- ○ Orientierungslauf
- ○ Paddeln
- ○ Radfahren
- ○ Reitsport
- ○ Ringen
- ○ Rodeln
- ○ Rudern
- ○ Rugby
- ○ Schießen
- ○ Schwimmen
- ○ Segelflug
- ○ Segeln
- ○ Skilauf
- ○ Squash
- ○ Taekwondo
- ○ Tanzsport
- ○ Tauchsport
- ○ Tennis
- ○ Tischtennis
- ○ Trampolinspringen
- ○ Triathlon
- ○ Trimmrad zu Hause
- ○ Turnen
- ○ Volleyball
- ○ Wasserskilauf
- ○ Wettklettern

Vielleicht können Sie ja statt mit dem Auto künftig auch mal mit dem Fahrrad zur Arbeit fahren? Statt mit dem Bus zu Fuß zur S-Bahn-Station? Statt mit dem Lift auf der Arbeit die Treppe benutzen? Wie und wann können Sie Sport in Ihr Leben einbauen? Wann in der Woche sind regelmäßige Termine möglich?

MONTAG	[ ] Vormittag	[ ] Mittag	[ ] Nachmittag	[ ] Abend
DIENSTAG	[ ] Vormittag	[ ] Mittag	[ ] Nachmittag	[ ] Abend
MITTWOCH	[ ] Vormittag	[ ] Mittag	[ ] Nachmittag	[ ] Abend
DONNERSTAG	[ ] Vormittag	[ ] Mittag	[ ] Nachmittag	[ ] Abend
FREITAG	[ ] Vormittag	[ ] Mittag	[ ] Nachmittag	[ ] Abend
SAMSTAG	[ ] Vormittag	[ ] Mittag	[ ] Nachmittag	[ ] Abend
SONNTAG	[ ] Vormittag	[ ] Mittag	[ ] Nachmittag	[ ] Abend

Und vor allem, wo können Sie den Sport ausüben?

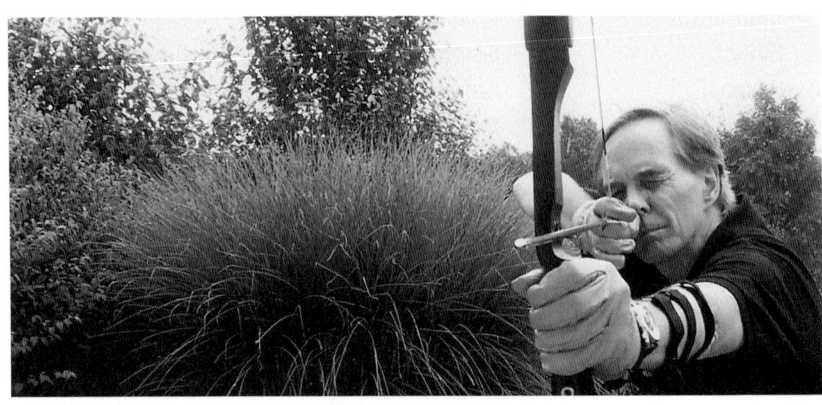

SCHEMA ZUM LÖSEN EINES PROBLEMS

Typisch für Menschen mit Depressionen ist häufig, dass sie stundenlang, manchmal sogar tagelang über Probleme nachdenken, die entweder gar keine sind oder aber die sie sowieso nicht lösen können. Dennoch kreisen die Gedanken im Kopf.

Das folgende Schema kann helfen, sinnvolle von sinnlosen Gedanken zu trennen:

Umreißen Sie in einem Satz Ihr Problem:

____

____

Ist das Problem wirklich ein Problem?
Müssen Sie es überhaupt lösen?
Hilft Ihnen die Lösung?

☐ Ja ☐ Nein → Hören Sie auf, sich Gedanken über Dinge zu machen, die nicht wirklich ein Problem sind.

↓

Lässt sich das Problem prinzipiell überhaupt lösen?

☐ Ja ☐ Nein → Ab in den Müll. Wozu über Probleme nachdenken, die unlösbar sind?

↓

Können Sie das Problem <u>jetzt</u> lösen?

☐ Ja ☐ Nein → Schieben Sie das Problem erst einmal aus Ihren Gedanken. Wozu über Probleme nachdenken, die Sie jetzt sowieso nicht lösen können?

↓

Lösen Sie das Problem! Schieben Sie es nicht weiter vor sich her. Entscheiden Sie sich jetzt für eine Lösung und handeln Sie. Dann belastet dieses Problem Sie nicht weiter.

AB IN DIE KISTE!

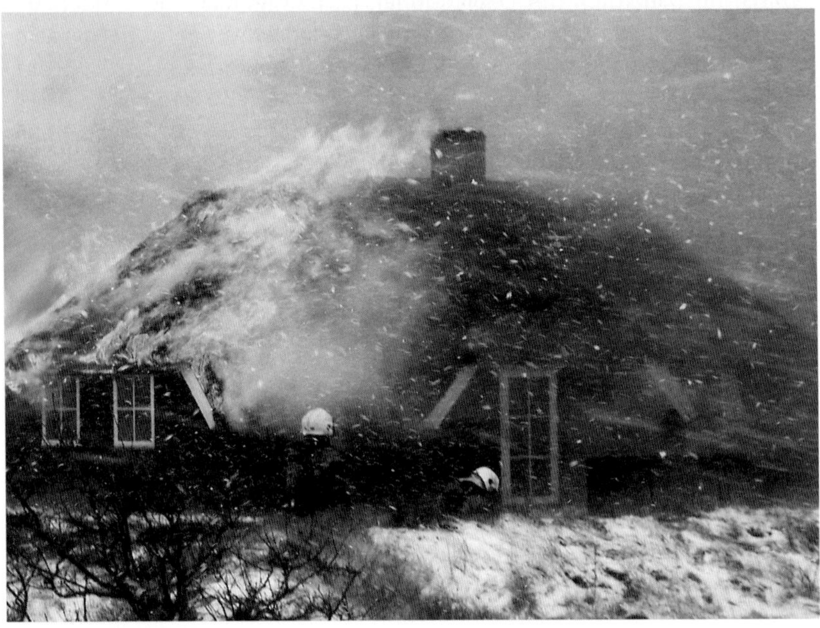

Der erste Weihnachtstag war vermutlich der unpassendste Tag überhaupt. Fraukes Mann hatte den Heiligabend noch seelenruhig abgewartet, brav unter dem Weihnachtsbaum die Geschenke ausgetauscht und ihr dann am ersten Feiertag offenbart, dass er ab Januar eine eigene Wohnung hat und sein Auszug schon organisiert sei. Für Frauke brach akut die Welt zusammen. Sie hatte in den letzten Monaten bemerkt, dass „irgendwas" nicht stimmte, ihr Partner war anders als sonst, weniger zärtlich und im Bett lief seit Monaten nichts mehr. Sie hatte das auf seine Überlastung geschoben, unter der er neuerdings immer wieder klagte und die vielen Überstunden, die er schieben musste. Oft war so viel in seiner Firma zu tun, dass er erst nach 22:00 Uhr nach Hause gekommen war.

Für Frauke lag die Katastrophe nicht nur darin, vom Partner verlassen und betrogen worden zu sein, beide hatten ein altes Bauernhaus mit großem Garten gekauft und auf dem Gebäude lastete eine beträchtliche Hypothek, die Frauke alleine nicht würde zurückzahlen können; sie hatte gerade mal einen Halbtagsjob in einer Kindertagesstätte. Hinzu kam, dass sie sich kurz vor den Weihnachtsferien fürchterlich mit der Leiterin der KiTa gestritten hatte und ohnehin mit Grauen ihrem ersten Arbeitstag im Januar entgegensah und die ganzen Tage darüber nachgedacht hatte, ob sie nicht besser kündigen sollte. Ob der Stress der Trennung daran Schuld trug, weiß man nicht, aber Frauke legte sich zwei Tage später mit Fieber und einer Grippe ins Bett, während ihr Mann fleißig die Wohnung ausräumte und Dinge wie Waschmaschine und Kühltruhe mitnahm, die sie sich eigentlich gemeinsam angeschafft hatten und die sie brauchte. Mit 39° Fieber war sie aber nicht in der Stimmung, langwierige Diskussionen zu führen. Silvesterabend verbrachte sie alleine zu Hause im Bett und versuchte zu schlafen, bis jemand vehement klingelte und laut an der Tür bollerte. Im Bademantel schleppte sie sich nach unten, öffnete und stand einem aufgeregten Feuerwehrmann gegenüber und sah dann, dass ihr reetgedecktes Dach – vermutlich durch eine vom Winde verwehte Silvesterrakete – Feuer gefangen hatte. Obwohl der Brand noch klein war, da aufmerksame Nachbarn den Qualm sofort gesehen hatten, und das Feuer in weniger als einer Stunde gelöscht werden konnte, war die Ostseite des ganzen Hauses doch von einem massiven Wasserschaden betroffen.

Manchmal hat man so viele Probleme, dass man nicht mehr weiß, welches man zuerst lösen soll. Die pure Masse erschlägt einen und dadurch wird man handlungsunfähig. Der Versuch, alles gleichzeitig zu erledigen scheitert immer, weil man sich überlastet, Fehler macht und sich Ärger einhandelt.

Trifft das auf Sie zu? Dann schreiben Sie hier einmal auf, welche drängenden Probleme Sie zur Zeit haben, die Sie belasten und die Sie lösen müssen:

Rang:	**PROBLEM:**

Schreiben Sie nun in die erste Spalte („Rang") eine Zahl. Das allerwichtigste Problem, das Sie zuerst lösen müssen, bekommt eine „1", das zweitwichtigste die „2", das drittwichtigste die „3" und so weiter.

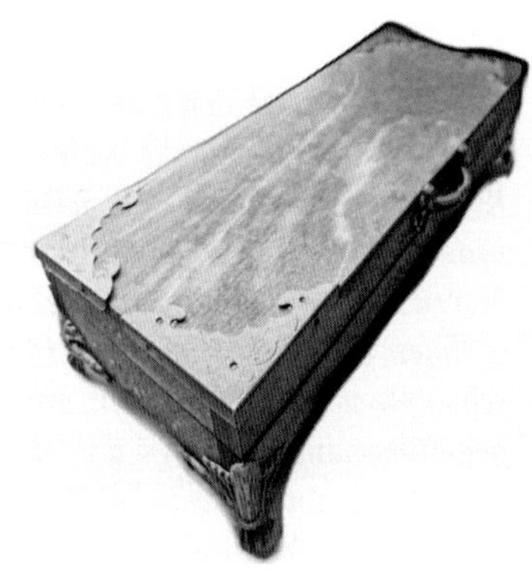

Packen Sie diese ganzen Probleme nun (gedanklich oder real) in eine Kiste. Schieben Sie diese Kiste ganz weit von sich weg. Nun sind die Probleme erst einmal verschwunden. Kommen Sie nun innerlich zur Ruhe. Machen Sie sich keine Gedanken mehr über die Probleme, die ja nun gut in der Holzbox aufgehoben sind.

Warten Sie ab, bis es Ihnen mental besser geht und Sie wieder etwas mehr Kraft und Energie haben. Nun holen Sie sich das erste Problem aus der Kiste. Alle anderen bleiben schön artig weiter in dem hölzernen Kasten. Beschäftigen Sie sich nur mit diesem einen Problem und bilden Sie eine Strategie wie es gelöst werden kann. Was können Sie tun? Lösen Sie das Problem und erledigen Sie die damit verbundene Arbeit.

Egal wie lange das dauert (manche Probleme zu lösen dauert Stunden, bei anderen sind es Wochen, manchmal Monate), aber wenn Sie es geschafft haben, gönnen Sie sich eine Pause und seien Sie stolz. Nun ist die Kiste schon etwas leerer. Widmen Sie sich nun dem nächsten Problem, das die Nummer „2“ erhalten hat und so weiter.

Manchmal, so wie Frauke in dem Beispiel oben, ist das nicht einfach. Man ist von so vielen Problemen umzingelt, dass man mehr oder minder handlungsunfähig und völlig blockiert ist. Nicht selten kommt dann der Gedanke auf: *Wenn ich tot bin, muss ich diese ganzen Probleme nicht mehr lösen.* Tot zu sein ist nie die beste Lösung, aber ein völliger Neuanfang kann manchmal einen großen Teil der Probleme, die jemand hat, auf einen Schlag lösen. Statt mühsam zu versuchen das halb abgebrannte Bauernhaus zu renovieren und zu versuchen die darauf lastenden Schulden abzubezahlen, könnte Frau auch einfach wegziehen. In eine neue Stadt, mit einem neuen Job und hier beginnen, sich ein neues Leben aufzubauen.

Auch ein völliger Neuanfang kann unlösbare Probleme lösen!

BURN-OUT ODER BORE-OUT?

Interessanterweise bekommen Arbeitslose häufiger einen Herzinfarkt als Menschen, die in Lohn und Brot stehen. Das lässt sich auf den ersten Blick nicht unbedingt leicht erklären, denn ein Herzinfarkt entsteht unter anderem als Folge von hohem Blutdruck, der wiederum seine Ursache in Stress findet. Arbeitslose aber, so sollte man denken, haben weniger Stress als Leute, die frühmorgens aufstehen und mit überfüllten Bussen und Bahnen zu ihrem Job hetzen. Arbeitslose können ausschlafen und sich ihren Tag so einteilen wie sie möchten. Warum also die hohe Quote an Herzinfarkten?

Bei der Entstehung von Depressionen können zwei völlig verschiedene Lebenssituationen mitverursachend wirken: Dauerhafte Überlastung, aber auch chronische Langeweile. Dieser scheinbare Widerspruch lässt sich daraus erklären, dass auch Langeweile für den Menschen ein Stressfaktor ist. Menschen brauchen ein mittleres Anspruchsniveau. Wird jemand straffällig und ins Gefängnis eingesperrt, dann ist es im Grunde genommen die Langeweile, mit der er bestraft wird. Isolationshaft ist sogar als Foltermethode eingestuft worden, auch hier ist es die Langeweile, die den Betroffenen allmählich zermürbt.

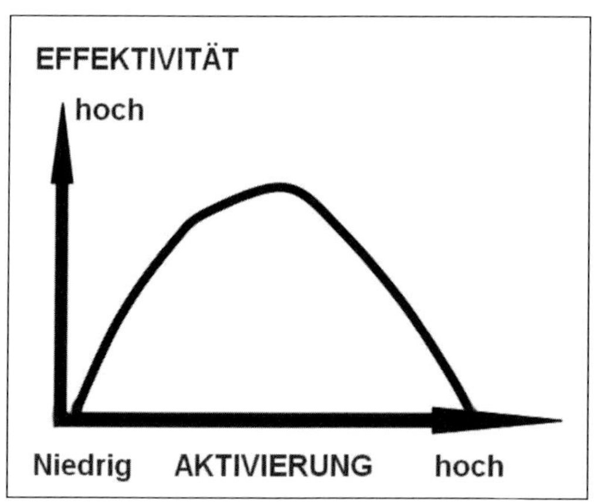

Nach dem Gesetz von Yerkes & Dodson haben wir die höchste Produktivität bei einer mittel-gradigen Anspannung. Wird der Stress zu hoch, dann sinkt die Effektivität, aber wenn die Aktivierung zu gering ist, dann kommt auch nichts Sinnvolles mehr heraus.

Je nachdem, ob an Depressionen eine Unter- oder Überforderung die Schuld trägt, sollte man unbedingt versuchen, sein Leben zu ändern. Auf den folgenden Seiten werden hierfür einige Hilfestellungen gegeben.

1. Überlastung (Burn-out = Ausgebranntsein)

Stress,
Hektik,
Belastung,
Feinde

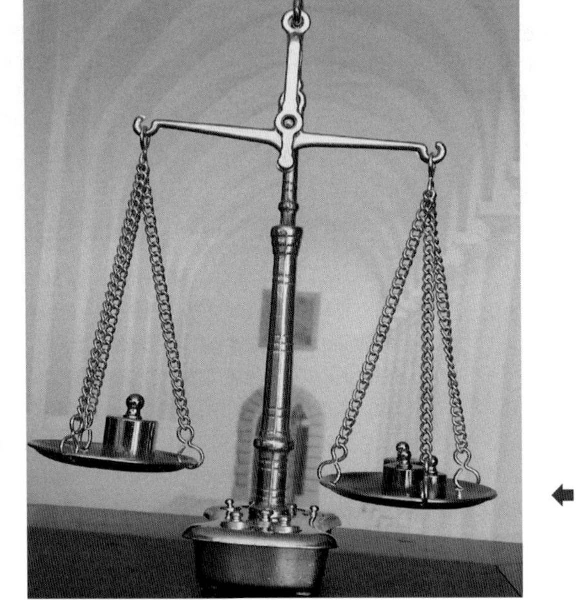

Freizeit,
Spaß,
Freude,
Freunde

Halten Sie Ihre Waage immer in ausgewogener Balance!

Sieht Ihr Tagesablauf so aus, dass Sie nicht wissen, was Sie zuerst tun sollen? Von allen Seiten Termindruck? Telefon und Handy klingeln im Duett. Rund einhundert noch zu beantwortende Emails liegen im elektronischen Briefkasten, eine dringender als die andere? Alle wollen irgendwas? Wichtige Arbeiten müssen innerhalb des heutigen Tages fertig werden? Sie wissen einfach nicht mehr, wie Sie das alles schaffen sollen, obwohl Sie schon 14 Stunden am Tag arbeiten und der Begriff „freies Wochenende" für Sie jede Bedeutung verloren hat?

Erstaunlich ist: Diesen Stress hält der Mensch jahrelang durch; oft sogar Jahrzehnte lang. Wir stammen aus einer biologischen Umgebung, in der es ums Fressen oder Gefressen-Werden geht und unser Körper kommt mit kurzfristen Stress-Situationen ganz gut klar. Womit unsere Physiologie nicht zurechtkommt ist stetiger Stress. Irgendwann ist das System einfach nur noch ausgelaugt. Man spricht hier z. B. vom sogenannten *„adrenal fatigue"*, das stammt von dem französischen Wort *fatigue* = Müdigkeit. Für die Anpassung an gefährliche Situationen braucht der Körper Adrenalin und nach Jahrzehnten der Überlastung sind diese Speicher einfach leer und die Person hat keine Kraft mehr, sich an die Hektik des Lebens anzupassen. Ab dann reicht ein kleiner Anstoß, etwa eine körperliche Krankheit oder ein Schicksalsschlag, um einen Burnout auszulösen. Bei Menschen, deren gesamtes Denken auf Leistung ausgerichtet ist, deren Selbstbewusstsein nur davon abhängig ist, dass sie sehr gut funktionieren und alle gestellten Aufgaben immer perfekt meistern, entsteht sofort eine Depression, wenn sie das nicht mehr können.

Um Leistungsdruck und Hektik zu reduzieren, beantworten Sie bitte einmal folgende Fragen:

Ihre finanzielle Situation:

Mein (unser) Nettoverdienst pro Monat:	etwa ________ €uro
Meine (unsere) festen Ausgaben pro Monat:	etwa ________ €uro
Es bleiben übrig zur freien Verfügung:	etwa ________ €uro

Könnte ich auf der Basis dieser Berechnung eigentlich auf einen Teil des Gehalts verzichten, um mehr Zeit für mich zu haben?

[ ] Ja [ ] Nein [ ] vielleicht

In welchem Ausmaß sind Sie bereit, Karriereziele zurückzustellen? Bitte beantworten Sie mal die folgenden Aussagen:

Geld zu verdienen ist mir deutlich wichtiger als Zeit mit meiner Familie zu verbringen	☐ JA	☐ Nein
Ein gut gefülltes Konto zu haben ist mir deutlich wichtiger als Freizeit zu haben	☐ JA	☐ Nein
Viel Geld zu scheffeln ist mir deutlich wichtiger als Freundschaften zu pflegen	☐ JA	☐ Nein
Ein teures Auto ist mir deutlich wichtiger als meine Gesundheit	☐ JA	☐ Nein
Entspannung ist unwichtig, Hauptsache meine Karriere geht voran	☐ JA	☐ Nein
Ich bin bereit Freizeit zu opfern, um meine Karriere voranzutreiben	☐ JA	☐ Nein
Aufgaben, die ich an den Arbeitstagen nicht geschafft habe, erledige ich am Wochenende	☐ JA	☐ Nein
Langes Geschwätz mit Nachbarn, Kollegen oder Freunden ist für mich vergeudete Zeit	☐ JA	☐ Nein

Falls Sie jetzt alle acht Fragen mit „ja“ beantwortet hast, dann brauchen Sie dieses Kapitel nicht mehr weiter zu lesen, dann ist diesbezüglich bei Ihnen Hopfen und Malz verloren. Falls Sie wenigstens zu einigen Fragen ein klares „Nein“ gesagt haben, dann wäre die nächste Frage folgerichtig:

Welche Aufgabenbereiche hat ihre Arbeitstätigkeit? Ggf. auch in Hinblick auf Wohnung/Haus und Garten? Gibt es noch Nebenjobs? Welche davon könnten Sie evtl. auch beenden?

Meine Aufgabenbereiche in Beruf (inkl. Nebenjobs) und Haushalt:	Ggf. beendbar?	
	☐ JA	☐ Nein
	☐ JA	☐ Nein
	☐ JA	☐ Nein
	☐ JA	☐ Nein
	☐ JA	☐ Nein

Welche Bereiche meiner beruflichen Arbeitstätigkeiten könnte ich unter Umständen an andere abgeben oder delegieren? An wen kann ich sie abgeben?

____

____

____

____

Welche Bereiche meiner privaten Tätigkeiten (Einkaufen, Wäsche-waschen, Saubermachen, Rasenmähen usw.) kann ich an andere abgeben oder delegieren? An wen kann ich sie evtl. abgeben?

____

____

____

____

Wen in meinem Bekanntenkreis könnte ich um Hilfe bitten, um mich zu entlasten? Gibt es evtl. Eltern, Arbeitslose, Rentner, Hausfrauen ohne Kinder, Nachbarn, die sich unter Umständen sogar freuen, etwas Sinnvolles tun zu können?

Könnte ich es mir leisten, andere für ihre Hilfe zu bezahlen (z. B. Reinmachefrau, Gärtner, Au-Pair- oder Kindermädchen)?

[ ] Ja [ ] Nein [ ] vielleicht

Wenn ja: Wer könnte mich gegen Bezahlung entlasten?

Wie kann ich es erreichen, dass ich abends, am Wochenende und im Urlaub Feierabend habe, keine Aufgaben mehr erfüllen muss, sondern mich erhole, meinen Hobbys widme, TV-schaue, mich in geselliger Runde mit Freunden treffe bzw. im Urlaub verreise?

Greifen Sie nun zu Ihrem Terminkalender und blockieren Sie für die nächsten 12 Monate jeweils:

- täglich ein bis zwei Stunden für sich selbst,
- pro Monate ein bis zwei Tage („*home-office-days*“) für sich selbst,
- pro Jahr mindestens ein bis zwei Wochen Urlaub für sich selbst, ...

... in denen Sie sich entspannen können, um endlich einmal Freiraum für sich selbst zu haben. Färben Sie diese Zeiten mit einem dicken Eddingstift schwarz, so dass Sie dort auch dann definitiv keine Termine eintragen können, wenn jemand Sie ganz, ganz furchtbar doll darum bittet. Falls Sie einen digitalen Terminkalender benutzen, dann verfahren Sie ebenso.

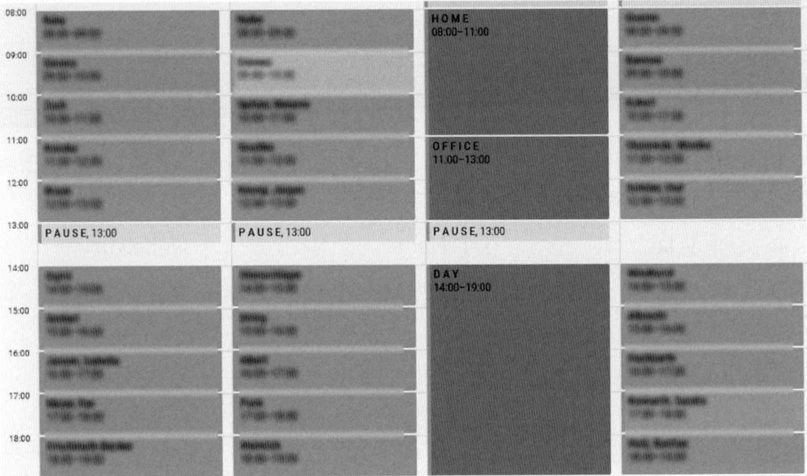

Achten Sie beim Reservieren von Terminen für sich selbst darauf:

- **Man braucht täglich, am besten am Abend, mindestens 1–2 Stunden Zeit für sich selbst, zum Ausruhen, für Hobbys, für Sport.**
- **Halten Sie sich wenigstens den Sonntag völlig frei von beruflichen Tätigkeiten bzw. reduzieren Sie hier auch Hausarbeiten auf ein unumgängliches Minimum.**
- **Reservieren Sie sich mindestens zweimal pro Jahr zwei Wochen Urlaub für sich selbst und Ihre Familie.**
- **Nehmen Sie keine Arbeit mit in den Urlaub.**
- **Lassen Sie Computer / Handy / Smartphone mindestens eine völlig störungsfreie Woche im Urlaub ausgeschaltet.**

2. Unterforderung, Langeweile (Bore-out = gelangweilt sein)

Jeder spricht heute nur vom *Burn-out*, einem Zustand des Ausgebranntseins durch zuviel Stress und Hektik. Dabei kann *Bore-out*, der Zustand von Langeweile, ebenso belastend sein. In einem wissenschaftlichen Versuch hielt keiner der Teilnehmer länger als drei Tage in einer Isolationskammer in völliger Stille ohne sinnvolle Aufgaben durch, da die Versuchsteilnehmer die Monotonie nicht ertragen konnten. Häufig kam es zu halluzinatorischen Phänomenen, Körperschemaveränderungen, Verschiebung der zeitlichen und räumlichen Wahrnehmung, kindhaftem Denken und Schwierigkeiten, komplexe Aufgaben zu lösen. Manche begannen mit ausufernder Selbststimulierung, z. T. sogar mit autoaggressiven Komponenten. Seelisch bis dahin völlig gesunde Probanden zeigten durch diese als „sensorische Deprivation" bezeichnete Einsamkeit starke psychische Veränderungen, die in einigen Fällen in schizophrenieähnliche Zustände ausuferten.

Der Preis, den wir für den Hochleistungsmotor zwischen unseren Ohren zahlen müssen, ist seine Gefräßigkeit. Das menschliche Gehirn will ständig neue Stimulation, neue Eindrücke, Informationen, Abenteuer. Bekommt es nichts Neues zu fressen, dann produziert das Hirn ein unangenehmes Gefühl, das man gemeinhin als Langeweile bezeichnet.

Sieht Ihr Tagesablauf so aus, dass Sie nicht wissen, wie Sie den Tag herumbringen sollen? Jeder Tag vergeht ereignislos? Jede Stunde streckt sich endlos in die Länge und Sie sind froh, wenn er vorüber ist. Fernsehen ist Ihr wichtigster Lebensinhalt geworden? Sie bringen trotz der Langeweile nichts Vernünftiges zustande, liegen große Teile des Tages auf der Couch?

Hier hilft es, den Tagesablauf zu strukturieren und sich einen Tagesplan zu machen, den Sie schon am Anfang dieses Buches kennengelernt haben und den Sie dann aber auch minutiös befolgen müssen. Es gibt immer etwas zu tun und wenn Sie wirklich zu Hause für sich selbst nichts Sinnvolles zu tun haben, gibt es so viele Aufgaben auf dieser Welt, die der Erfüllung harren, dass jeder von uns noch viel Gutes tun kann.

Zunächst ist es wichtig, die Zeit, die Sie im Bett oder auf der Couch verdümpeln drastisch zu reduzieren. Diese zwei Sätze kennen Sie ja schon:

Zuviel Schlaf macht depressiv!
Jede Form von Aktivität und Bewegung ist anti-depressiv.

Schreiben Sie hier nun Aufgabenbereiche hin, die Sie schon lange erfüllen wollten, die Sie aber bislang immer wieder vor sich her geschoben haben (das kann das Aufräumen von Keller oder Dachboden sein, das Tapezieren des Wohnzimmers, das Backen eines Kuchens, das Nähen des kaputten Mantels usw.):

Und hier noch Dinge, die Sie sich schon lange einmal gönnen wollten, aber nie dazu gekommen sind (z. B. die Einladung von Freunden zu einem Grillfest, ein Kinobesuch, mal Schwimmen gehen, Sport treiben, ein Volkshochschulkurs usw.):

Schreiben Sie hier mal die Namen von Menschen (Freunde, Verwandte, Bekannte, ehemalige Mitschüler oder Kollegen) auf, die Sie in Ihrem Leben getroffen haben und die Ihnen sympathisch waren. Lassen Sie sich Zeit mit der Aufgabe, es gibt bestimmt ganz viele Menschen, mit denen Sie sich im bisherigen Leben mal gut verstanden haben. Gehen Sie ruhig zurück bis ins Kindergartenalter; vergessen Sie Nachbarn nicht, mit denen Sie sich gut verstanden haben:

Nehmen Sie nun Kontakt zu diesen Leuten auf. Schreiben Sie eine Email, eine WhatsApp, rufen Sie an oder verfassen Sie einen guten alten handgeschriebenen Brief. Über das Internet (z. B. *Facebook, Stayfriends, Xing* usw.) kann man Leute, die man völlig aus dem Blickfeld verloren hat, heute wiederfinden und kontaktieren.

Für welche Organisationen, Vereine, Parteien könnten Sie sich begeistern? Welche Bereiche bedürfen Hilfe und Unterstützung? Wo könnten Sie etwas Gutes, Sinnvolles für diese Welt tun?

DICKE JACKE

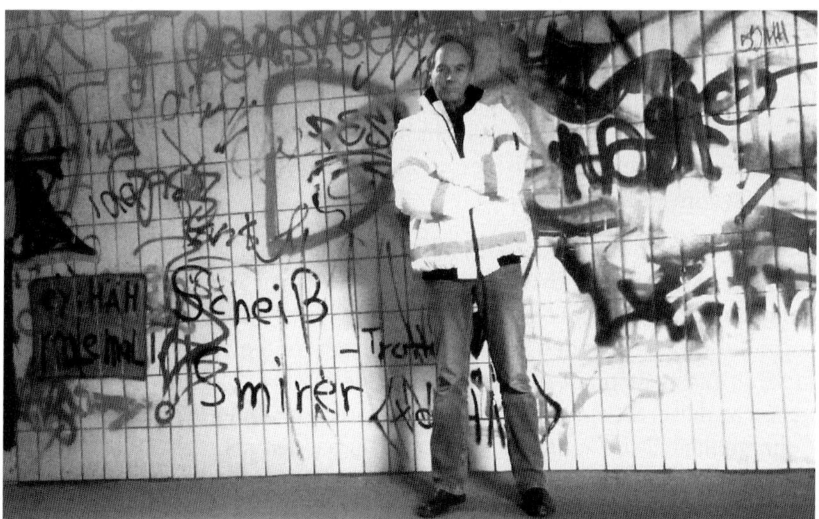

In einem Seminar an der Uni reden wir in der Lehrveranstaltung über „klinisch-psychologische Diagnostik“ darüber, dass man auch via Kleidung eine Botschaft über sich selbst, seine Persönlichkeit und seine Motive ausstrahlt. So zieht man sich zum Beispiel je nach aktueller Stimmung etwas anderes an. An fröhlichen Tagen eher bunt, an trüben Tagen eher grau-in-grau. Zum Kongress das schwarze Jackett, in der Freizeit ein T-Shirt. Als Diskussionsgrundlage rege ich an, darüber nachzudenken, in wie weit Frauen, die mit ihren Reizen nicht geizen, d. h. mit großem Ausschnitt und Minirock herumlaufen, damit auf nonverbaler Ebene eine Botschaft ausstrahlen, die Männer aufgrund ihrer biologischen Prägung automatisch als *„Auf der Suche nach einem Partner“* interpretieren? Am Semesterende finde ich folgende Bewertung meines Unterrichts im Feedback-Portal:

„Herr Kasten ist sehr sexistisch. Er redet mehr von Busen seiner Patientinin als über den Unterrichtsinhalt. Er argumentiert dass die Schuld bei der Frau liegen wenn sie einen tiefem Ausschnitt trage man reinsehen müssen und meinte allen ernstes das ALLE Frauen mit Ausschnitt single simd und damit sexuelle signale mitteilen wollen.“

Ich bin frustriert. Zum einen, weil ich offenbar junge Menschen zu Psychologen heranzubilden versuche, die jeden Bezug zur deutschen Rechtschreibung verloren haben, zum anderen, da man sich als Hochschullehrer gegen solche Bewertungen nicht wehren kann, denn die Beurteilung ist absolut anonym. 98 % der Studierenden haben verstanden, dass es sich hierbei nur um ein Beispiel gehandelt hat, irgendeine Studentin regt sich immer auf. Schon vor Jahren habe ich eingesehen, dass es völlig unmöglich ist, es allen und jedem Recht zu machen. Das geht schlichtweg nicht.

Sie haben auch Probleme mit anderen? Streit? Werden gemobbt? Beschimpft? Schräg angeschaut? Etwas haut nicht hin? Ihr Chef oder Lehrer kritisiert Sie? Eltern oder Partner kreischen herum, weil wieder mal was falsch gelaufen ist? Ihnen ist zum Heulen?

Eine Möglichkeit, die hier definitiv hilft: Ziehen Sie sich mental eine dicke Jacke an. Stellen Sie sich wirklich vor, wie Sie diese Jacke anziehen. Erst den einen Arm, dann den anderen. Reißverschluss zu. Und vielleicht ziehen Sie sich gedanklich sogar die Kapuze über den Kopf. Stellen Sie sich vor, Sie haben nun diese dicke Jacke an und an ihr prallt alles ab. Nun sind Sie geschützt. Jedes böse Wort prallt außen an dieser dicken Jacke ab. Die Jacke vermittelt Ihnen Wärme, Schutz und Geborgenheit. Darin kann Ihnen nichts mehr passieren. Lassen Sie einfach das ganze Gezeter an dieser dicken Jacke abprallen. **Irgendwer regt sich in dieser Welt immer auf, egal wie gut Sie es gemeint haben. Das ist nun mal so.**

AGGRESSIONEN NICHT IMMER NUR HERUNTERSCHLUCKEN

Nach Ansicht der Psychosomatiker sind heruntergeschluckte Aggressionen eine der wesentlichsten Ursachen für das Reizmagen-Syndrom. Auch für Depressionen kann verdrängte Wut ein wichtiger verursachender Faktor sein. Sind Sie ein Mensch, der immer versucht, es allen Recht zu machen? Jemand, der sich für andere aufopfert, rund um die Uhr für sämtliche Freunde und Bekannte da ist? Sind Sie ein Mensch, der immer versucht, sich diplomatisch zu verhalten? Versuchen Sie immer und zu allen freundlich zu sein? 24 Stunden am Tag „*keep smiling*", bis schon die Wangen wehtun vom vielen Lächeln?

Der Mensch ist von Hause aus nicht wirklich ein friedfertiges Wesen, ganz im Gegenteil: Geschichtsbücher lassen sich praktisch an jeder beliebigen Stelle aufschlagen, die Seite wird immer von Kriegen, Gewalt und Mord handeln. Auf diesem schönen blauen Planeten geht es seit Jahrmillionen ums Fressen oder Gefressen-werden. Das beginnt bei Einzellern und hört beim Tyrannosaurus längst nicht auf. Wie andere Gefühle, so hat auch Aggression ihre gute Seite: Letztlich ist die Brutalität der Raubtier-Ernährung immer Motor der Evolution

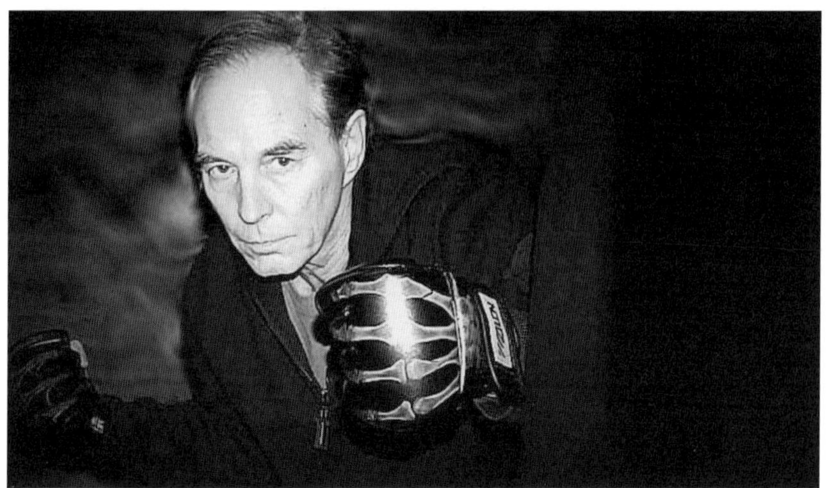

gewesen. Der Gejagte musste sich weiterentwickeln, um nicht gefressen zu werden und der Jäger war gezwungen, nun auch noch etwas besser zu werden – oder zu verhungern. Menschliche Kulturen, in denen jahrhundertelang Frieden herrschte, entwickelten sich interessanterweise in technologischer Hinsicht kaum weiter. Die meisten Errungenschaften der Frühzeit und des Mittelalters stammen aus dem von Kriegen heimgesuchten Europa.

Eine ganze Anzahl von Forschern hat versucht, die Ursachen für Aggressionen herauszufinden. Die psychoanalytische Aggressionstheorie von Sigmund Freud ging zunächst nur von einem Trieb aus, dem Eros und glaubte alle Handlungen letztlich auf sexuelle Bedürfnisse zurückführen zu können. Erst im späteren Lebenswerk entwickelte Freud die Theorie eines Gegenspielers. Der Thanatos (Todestrieb) soll für alle zerstörerischen Handlungen verantwortlich sein, wie alle Triebe verlangt er gelegentlich die Möglichkeit einer Abreaktion. Kann man diese Energie nicht abreagieren, kommt es schließlich zu Jähzornanfällen ohne Grund. Die Katharsis-Theorie (Seelenreinigung) geht davon aus, dass man auch solche negativen Emotionen ausleben muss.

Die Verhaltensforscher Konrad Lorenz und Irenäus Eibl-Eibesfeldt entdeckten, dass Aggression im Tierreich eine arterhaltende Funktion hat, aggressive Lebewesen können sich besser durchsetzen als friedfertige. Konrad Lorenz unterschied extraspezifische Aggression gegen andere Spezies (zwecks Ernährung) von intraspezifischer Aggression innerhalb der eigenen Art, z. B. Brunftkämpfe der Hirsche. Diese stellen einen inner-artlichen Regelmechanismus dar, durch den das kräftigste (und aggressivste!) Tier sich besser vermehren kann als schwache Tiere. Letztlich ist auch der Mensch über Tausende von Jahren auf hohe Aggressivität gezüchtet worden; denn aggressive Menschen hatten schon in der Steinzeit mehr Weibchen. Heute ist das ein schweres biologisches Erbe!

Albert Bandura wies darauf hin, dass insbesondere das Lernen am Modell erhebliche Auswirkungen auf aggressives Verhalten hat. Kinder, die in einem Film aggressives Verhalten beobachtet hatten, benahmen sich hinterher erheblich feindseliger als die Kontrollgruppe. Wir haben also zwar angeborene Aggressionszentren, ob und in welchem Ausmaß wir diese genetisch determinierte Wut ausleben, hängt aber von der Erziehung ab.

Die Frustrations-Aggressions-Theorie von Dollard und Miller geht davon aus, dass Aggressionen eine Folge von Frustration sind. Die Frustration ist dabei umso stärker, je größer das abgelehnte Bedürfnis ist und je näher die Person an der Befriedigung des Bedürfnisses war. Je stärker die Frustration, desto größer ist die nachfolgende Aggression, wobei mehrere kleine Frustrationen sich aufsummieren können. Die Aggression kann verschoben werden, so dass sie nicht unbedingt die frustrationsauslösende Person treffen muss. Aggression ist allerdings nur eine mögliche Folge von Frustration, ebenso können Depression oder Regressionen (Zurückentwicklung) entstehen. Frustrationstolerante Menschen bleiben bei Misserfolgen allerdings durchaus ruhig, nur Frustrationsintolerante tendieren zu starken Reaktionen.

Aggressives Verhalten versucht man in unserer modernen Gesellschaft natürlich einzudämmen, es wird nicht mehr toleriert, wenn Leute sich gegenseitig auf die Nase hauen. Norbert Elias skizzierte die Bändigung der Angriffslust durch Sport: angefangen von griechischem Ringern, über die Fuchsjagd englischer Gentlemen oder den heutigen Fußball kann man seine unterdrückte Wut in sportlicher Tätigkeit am besten abreagieren.

Jeder Mensch hat also ein Aggressionszentrum im Gehirn. Wie die anderen Gefühle sitzt es im Limbischen System des Gehirns. Es wird offenkundig durch Frustrationen angeregt. Wenn man seine innere Wut immer nur herunterschluckt, dann wenden diese Aggressionen sich irgendwann gegen einen selbst. Es entsteht Selbsthass und die Tendenz, sich selbst und das eigene Leben zerstören zu wollen. Aus dieser Sicht können heruntergeschluckte Aggressionen an der Entstehung von Unzufriedenheit und Depressionen durchaus mitwirken.

Bitte merken Sie sich:

GELEGENTLICH MUSS MAN SEINE WUT AUCH MAL HERAUSLASSEN!

Als optimale Möglichkeit, sein Aggressions-Reservoir ab und zu leerlaufen zu lassen, gilt – wie bereits oben gesagt – Sport. Durch die meisten Arten sportlicher Betätigung kann man auch Wut ausagieren, weitgehend ohne jemandem weh zu tun.

Gibt es andere Möglichkeiten, Wut abzureagieren? Zerknüllen Sie ruhig alte Zeitschriften, wenn das Leben Sie mal wieder frustriert hat. Hacken Sie Holz, schmeißen Sie Ihr Altglas kraftvoll in den Glas-Container oder hauen Sie zur Not mit der Faust auf den Tisch. Manchmal hilft es in den Keller, in den Wald oder ans Meer zu gehen und seine Wut einfach rauszubrüllen.

In einigen Fällen kann es durchaus auch mal wichtig und richtig sein, die Person, die Sie frustriert hat, kräftig anzuschnauzen. Man muss sich nicht alles gefallen lassen! Allerdings sollte das definitiv nicht zur Gewohnheit werden; damit macht man sich ungemein rasch selbst zum Außenseiter. Solche Methoden kann man nur in homöopathischen Dosierungen anwenden.

Es kann aber auch richtig sein, anderen Menschen Grenzen zu setzen und ihnen klar zu sagen: *„Hier ist Schluss mit Lustig!!"* Und: Man darf kein schlechtes Gewissen deswegen haben. Es ist völlig OK, wenn Sie Menschen gegenüber, die Sie seelisch verletzt haben, auch mal etwas lauter werden. Beachten Sie aber, dass Aggressionen immer Gegenaggressionen erzeugen. Langfristig lässt es sich niemand gefallen, wenn man ständig seine eigene Wut an dieser Person ablässt; irgendwann kommt (heimlich oder offen) der Gegenschlag.

Wenn Sie Ihre Aggressionen kanalisiert herauslassen können, werden auch Depressionen weniger und der Selbsthass hört auf.

Schreiben Sie hier einmal Ideen auf, wie und wo und wann Sie Ihre angestauten Aggressionen endlich einmal in die Freiheit entlassen können:

____

____

____

____

____

____

____

LÄCHELN SIE MAL!

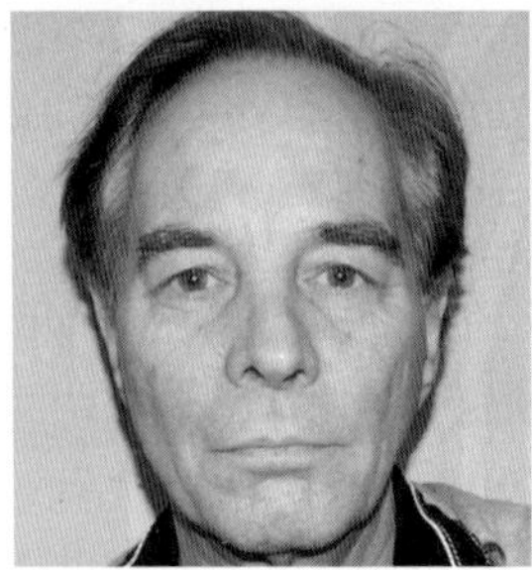
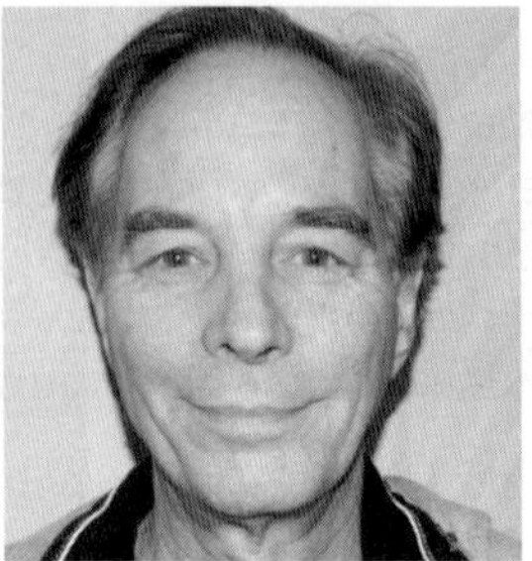
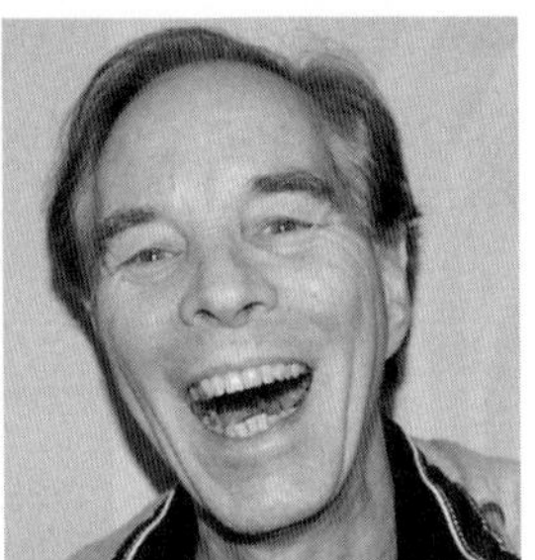

Wer fröhlich ist, der lächelt auch. Unsere Stimmung wird sehr unbewusst und automatisch auf die Mimik übertragen. Das ist ein durchaus sinnvoller Mechanismus der Natur, denn nur so kann die soziale Umwelt ablesen, wie eine Person gerade gestimmt ist. Wer böse dreinschaut, den lässt man besser in Ruhe. Wer fröhlich guckt, den sucht man gerne auf. Wenn Sie sich bemühen, öfter mal zu lächeln und heiter auszusehen, werden Sie spontan auch besser in Ihrem sozialen Umfeld ankommen, leichter Kontakte knüpfen, Freunde finden und besser mit den Arbeitskollegen, Nachbarn und Verwandten klarkommen.

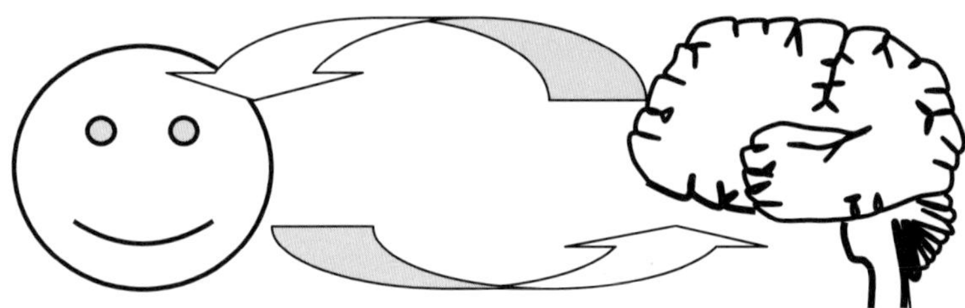

Wissenschaftler haben nun vor ein paar Jahren herausgefunden, dass dies keine Einbahnstraße ist. Wer fröhlich ist, der lächelt, das ist klar. Umgekehrt suggeriert ein Lächeln dem Gehirn, man sei eigentlich fröhlich. Das heißt, wer ständig vor sich hin lächelt, dessen Stimmung wird dann auch besser.

Üben Sie mal vor dem Spiegel, welches Lächeln Ihnen am besten steht und dann lächeln Sie einfach Leute an, die Ihnen entgegenkommen. Der Effekt kann mehr als nur interessant sein.

KÖRPERHALTUNG

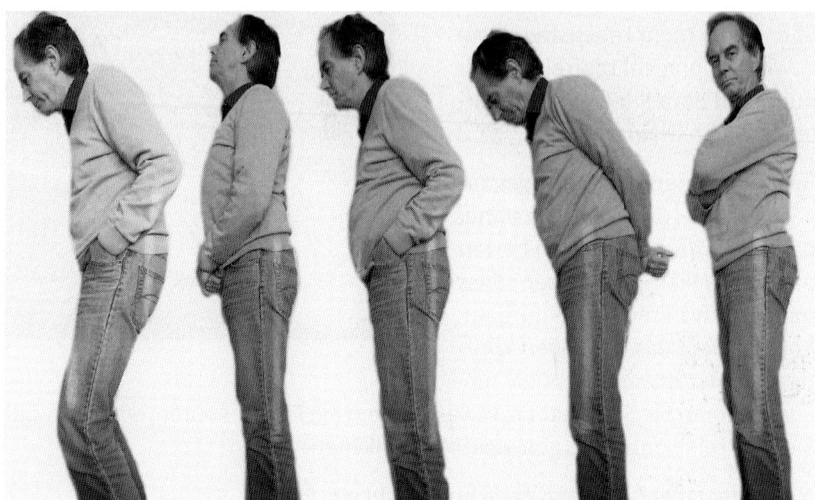

Menschen kommunizieren nicht nur über Sprache, sondern auch über Mimik, Gestik und Körperhaltung. Wie jemand drauf ist, lesen wir intuitiv an seiner Körperhaltung ab. Depressive Menschen schauen nicht nur traurig drein, sie haben meist auch eine gramgebeugte Körperhaltung und eine tonlose, leise Stimme.

Wir hatten ja im letzten Kapitel bereits eine Übung, bei der Sie gelernt haben vermehrt darauf zu achten, andere Menschen anzulächeln und auf Ihren Gesichtsausdruck auch im Alltag zu achten. Mit dieser Übung können Sie lernen, auch durch Ihre Körperhaltung Selbstvertrauen auszudrücken.

Achten Sie in den nächsten Tagen einmal darauf, wie Ihre Körperhaltung normalerweise ist, wenn Sie irgendwo entlanggehen? Sind Sie gebeugt als wenn eine schwere Last auf Ihren Schultern liegt? Trippeln Sie kraftlos mit Schlurfschritten vor sich hin und starren Sie dabei auf den Boden?

Bemühen Sie sich um eine aufrechte, gerade Haltung. Versuchen Sie einfach mal, sich künftig kraftvoller, dynamischer und etwas flinker als sonst zu bewegen. Blicken Sie anderen Menschen, die Ihnen entgegenkommen, ins Gesicht. Bemühen Sie sich, laut, klar und deutlich zu reden. Wenn man rein äußerlich schon depressiv wirkt, wird man von der Umwelt auch so behandelt. Das muss nicht sein!

MOTIVATIONSKARTEN

Um Depressionen zu entfliehen und wieder mehr Lebensfreude zu gewinnen, braucht man eigentlich nur einen Stapel leerer Karteikarten, etwa im DIN-A7-Format.

Bereits in einem der vorangegangenen Kapitel dieses Buches stand, dass sich trübe Gefühle am besten dadurch bekämpfen lassen, dass man positive Emotionen aufbaut. Konkret hieß das, Sie sollen künftig jeden Tag etwas Besonders tun. Etwas, woran Sie Spaß haben, etwas, an dem Sie Freude spüren, etwas worauf Sie stolz sein können. Es gibt viele Möglichkeiten!

Nur leider fallen sie einem manchmal nicht ein. ☹

Hier hilft dem einen oder anderen vielleicht die folgende Sammlung von Motivationskarten. Sie können die Karten kopieren oder sich im Bürobedarf einen Stapel Karteikarten kaufen und dann aufkleben oder auch abschreiben. Zunächst sortieren Sie alle Aufgaben aus, die Sie absolut gar nicht erfüllen möchten oder nicht erfüllen können. Das sollten vor allem Aufgaben sein, von denen Sie schon vorher wissen, dass Sie daran absolut keine Freude haben werden. Seien Sie aber vorsichtig beim Wegwerfen dieser Karten. Wenn die Karte z. B. vorschlägt, dass Sie mal wieder ins Theater gehen könnten, dann sollten Sie nicht vorschnell sagen: *„Nein, das kann ich nicht“*, denn vielleicht macht's ja doch Spaß, mal wieder mit Freunden in ein Theaterstück zu gehen; es gibt viele kleine Bühnen.

Einige Karten sind leer, da sollen Sie selbst etwas hineinschreiben!

Alle Karten, die in Frage kommen, mischt man dann und hebt jeden Morgen die oberste ab. Lesen Sie diese Karte und befolgen Sie, was darauf steht.

Manchmal lässt sich die Aufgabe nicht am selben Tag erfüllen, weil der Terminkalender etwas ganz anderes verlangt. Entweder verschiebt man die Erfüllung der Aufgabe dann auf einen anderen Tag. Oder, wenn es gar nicht anders geht, mischt man die Karte wieder in den Stapel und zieht halt die nächste.

Heute kaufe ich mir etwas Schönes	***Heute lebe ich gesund***
Heute schenke ich jemandem etwas	***Heute werde ich etwas tun, was mich fröhlich macht***
Heute werde ich oft lächeln	***Heute esse ich etwas ganz Besonderes***
Heute ziehe ich mich besonders gut an	***Heute mache ich mich besonders attraktiv***
Heute mache ich jemandem ein Kompliment	***Heute werde ich jemanden loben***
Heute gönne ich mir viel Freizeit	***Heute versuche ich Zufriedenheit auszu-strahlen***

Heute bin ich zufrieden, weil ich Liegengebliebenes aufgearbeitet habe	*Heute treibe ich Sport*
Heute spreche ich mal einen unbekannten Menschen an	*Heute lade ich jemanden zum Essen ein*
Heute mache ich etwas, worauf ich stolz sein kann	*Heute verabrede ich mich mit einem netten Menschen fürs Kino*
Heute bestelle ich Theaterkarten für mich und eine nette Person	*Am Wochenende gehe ich mal in ein Museum*
Am Wochenende gehe ich in den Zoo	*Heute mache ich mal in Ruhe Shopping*
Heute faulenze ich mal	*Heute rufe ich einen guten Freund (gute Freundin) an*

Heute schreibe ich ein paar Emails/Whatsapps an uralte Freunde	***Heute bin ich gelassen und ruhig***
Heute achte ich besonders auf meine Gesundheit	***Heute gönne ich mir mal was***
Heute tue ich mir etwas Gutes	***Heute sehe ich mal kein Fernsehen***
Heute tue ich etwas für meinen Körper	***Heute tue ich mal etwas für meine Seele***
Heute flirte ich mal	***Heute Abend bleibe ich nicht zu Hause***
Heute betätige ich mich künstlerisch (z. B. malen, musizieren, basteln ...)	***Heute höre ich meine Lieblingsmusik***

Heute ziehe ich meine Lieblingskleidung an	***Heute nehme ich in Ruhe ein heißes Bad***
Heute setze ich mir ein neues Ziel	***Heute werde ich sehr fleißig sein***
Heute schreibe ich einem Freund (Freundin) einen Brief	***Heute tue ich etwas für mich***
Heute achte ich sehr darauf, was ich sage	***Heute bin ich ganz entspannt***
Heute kuschle ich mich früh ins Bett	***Heute schwelge ich in schönen Erinnerungen***
Heute tue ich etwas, was ich noch nie gemacht habe	***Heute mache ich etwas total Verrücktes***

Heute tue ich Dinge, die mir Spaß machen

Heute nehme ich mir viel Zeit für mich

Heute gönne ich mir etwas, was ich schon lange haben bzw. tun wollte

Heute schaue ich mir alte Fotos an

Heute repariere ich etwas, das schon lange kaputt ist

Heute löse ich ein Problem, das mich schon lange nervt

Heute denke ich viel an Sex / Erotik

Heute plane ich eine Reise

Heute überlege ich mir, was ich an meinem Leben verändern möchte

Heute gebe ich jemandem einen Kuss

Heute räume ich etwas auf, das ich schon lange ordentlich haben möchte

Heute mache ich etwas sauber, das ich schon lange reinigen wollte

Heute erledige ich etwas, das schon lange herumliegt	***Heute bewege ich mich sehr viel***
Heute nasche ich mal	***Heute werde ich etwas Erotisches tun***
Heute werde ich einen Orgasmus haben	***Heute gehe ich mal spazieren***
Heute spende ich etwas für einen guten Zweck	***Heute besorge ich Konzertkarten für mich und einen netten Menschen***
Heute kaufe ich mir eine Illustrierte	***Heute kaufe ich mir ein gutes Buch***
Heute spiele ich ein Spiel	***Heute lache ich viel***

Heute suche ich mir einen Volkshochschulkurs aus	***Heute schreibe ich ein Gedicht***
Heute überlege ich, welches Haustier zu mir passen würde	***Heute überlege ich, welche Fremdsprache ich lernen möchte***
Heute überlege ich, wie ich eine Party organisieren kann	***Heute gehe ich mal in eine Kirche***
Heute spiele ich mal auf einem Musikinstrument	***Heute bastele ich mir etwas***
Heute kleide ich mich total leger / bequem	***Heute besuche ich mal jemanden***
Heute mache ich etwas besonders gut	***Heute mache ich jemandem eine Freude***

Heute lerne ich etwas Neues	***Heute überlege ich, wer mir in meinem Umfeld sympathisch ist***
Heute gebe ich mich meinen Träumereien hin	***Heute kaufe ich mir Blumen / Pflanzen***
Heute fluche ich mal	***Heute gehe ich mal Schwimmen***
Heute mache ich, was ich will	***Heute sage ich einem Menschen, dass ich ihn / sie brauche***
Heute schaue ich einen guten Film / lese ein gutes Buch	***Heute lade ich mir Besuch ein***
Heute schenke ich jemandem etwas	***Heute helfe ich anderen***

Heute halte ich mich viel im Freien auf	***Heute fotografiere ich etwas Schönes / Interessantes***
Heute mache ich gute Fotos von mir selbst	***Heute kaufe ich ein Geschenk für ein Familien-mitglied***
Heute überlege ich, was ich gerne renovieren würde	***Heute finde ich etwas auf der Straße***

HAUSTIERE

Eine der schönsten, sichersten und nachhaltigsten Therapien gegen Depressionen, Einsamkeit und Langeweile sind Haustiere! Katzen erzwingen geradezu Zärtlichkeit und ein Hund nötigt Sie, mehrfach am Tag das Haus zu verlassen, ob Sie es wollen oder nicht. Gerade Hunde können regelrecht Co-Therapeuten für depressive Menschen sein und verhindern auch oft suizidale Ideen, denn man muss sich ja um das Tier kümmern! Wenn die Welt mal wieder böse war und Sie mit miserabler Laune nach Hause kommen, ändert sich die Sichtweise sofort, wenn Ihr animalischer Freund Sie schwanzwedelnd oder schnurrend begrüßt.

Für ein Haustier ist immer Platz. Es reicht auch ein Wellensittich, ein Meerschweinchen oder ein Aquarium. Und für die Leute, die, aus welchem Grund auch immer, gar kein Haustier halten können, ist ein Vogelhäuschen oder ein „Insekten-Hotel" die minimalistischste Ausstattung.

Vögel kann man durchaus das ganze Jahr über füttern, am Vogelhäuschen immer etwas los, was Sie beobachten können und von dummen Gedanken ablenkt. Sie tun etwas Gutes für Wildtiere und gehen abends mit dem Gefühl ins Bett doch etwas Schönes getan zu haben!

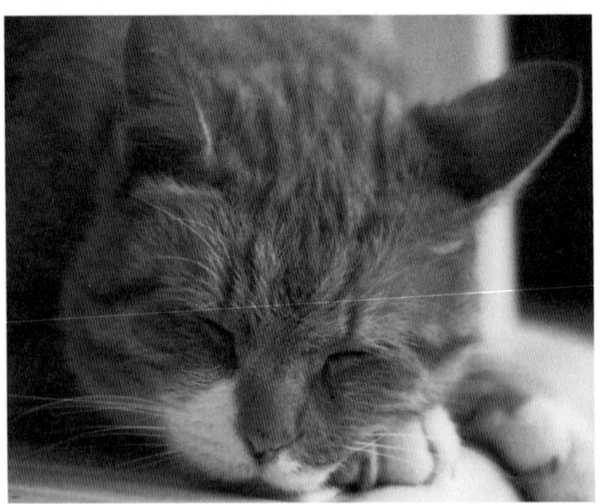

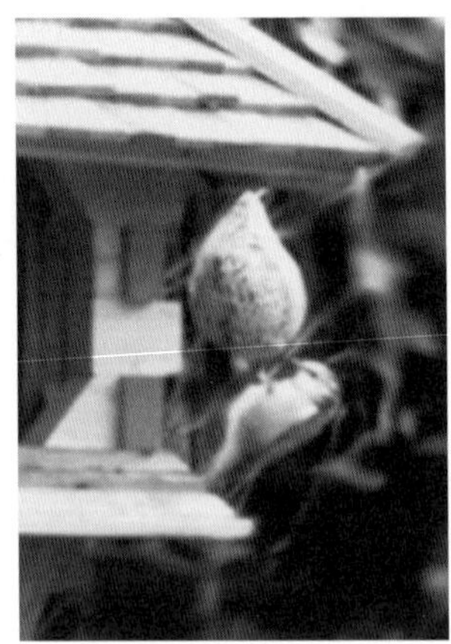

VORSCHLÄGE FÜR HOBBYS

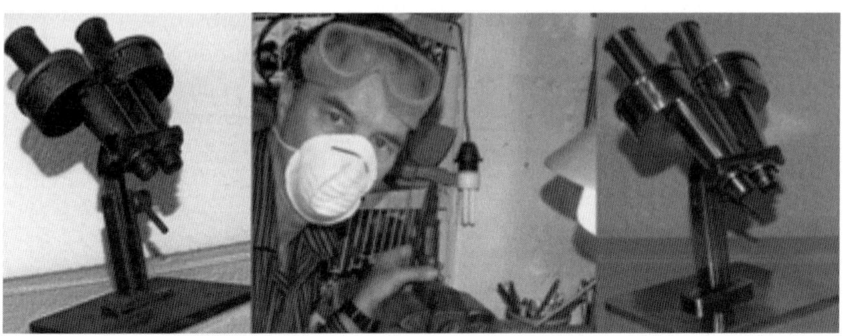

Hobbys sind definitiv eine Bereicherung des Lebens. Hier sind einige aufgezählt. Bitte streichen Sie mit einem Textmarker an, was Ihnen vielleicht Spaß machen könnte. Probieren Sie dann diejenigen aus, die wirklich in die engere Wahl kommen und suchen Sie sich ein Hobby aus.

Im Internet gibt es die Seiten von www.pinterest.de, die eine unglaubliche Vielzahl von Hobbys und Bastelmöglichkeiten präsentieren mit wirklich vielen tollen Ideen.

Abenteuer planen
Accessoires basteln
Acrylmalerei
Airbrush-Malerei
Akt-Fotografie
Akt-Malerei
Aktivreisen
Alternative Medizin
Amateurtheater
Angeln
Ansichtskarten
Antike
Antikes Spielzeug
Antiquitäten sammeln
Antiquitäten restaurieren
Aquarellmalerei
Aquaristik
Aquarium
Astrofotografie
Astrologie
Astronomie
Auktionen
Auto
Autoclub beitreten
Autogramme sammeln
Ayurveda
Backen
Badminton
Ballonfahrt
Basteln
Bauchredner
Bauchtanz
Bergwandern
Bierflaschen sammeln
Bierdeckel sammeln
Bikertreffs
Bilder sammeln
Bildhauerei
Blankwaffen sammeln
Blechspielzeug
Blumen
Body Art
Bodybuilding
Bogensport
Bootsreisen
Bowling
Briefmarken sammeln
Bücher
Busreisen
Camping
Chakra- + Auraarbeit
Comic zeichnen
Computer bauen

Computerspiele
Dart
Dotpaint
Drachen basteln
Drachenfliegen
Ebay-Auktionen
Edelsteine sammeln
Eisenbahn
Eissport
Elfen
Emailkunst
Energetisches Heilen
Engel
Englisch lernen
Entwicklung der Erde
Erdkunde
Erlebnisreisen
Ernährung
Erneuerbare Energien
Esoterik
Essen und Trinken
Fahrradfahren
Fahrradreisen
Fallschirmspringen
Fantasy
Fasching
Fasten
Faustball
Federzeichnungen
Feng Shui
Fensterbilder
Ferne Länder
Festungen besuchen
Feuerwehr
Figuren sammeln
Filmen
Filz-Basteln
Fischzucht
Fitness
Flamenco tanzen
Fliegen

Flohmärkte
Flugmodelle basteln
Football
Fossilien
Fotografie
Fotokalender
Französisch-lernen
Frauengruppe
Fußball
Gedichte schreiben
Geistheilung
Genealogie
Geocaching
Geographie
Geschenkideen
Geschichte
Gesundheit
Gesundheitsberatung
Gitarre
Glas + Glaskunst
Gleitschirmfliegen
Golf
Gothic
Guerilla-Stricken
Halloween
Handarbeiten
Handball
handgefertigte Kerzen
Handlesen
Handpuppen
Haus und Garten
Hausbau
Haustiere
Heavy Music
Heilpraktiker
Heilsteine
Hellsehen
Hexerei
Hip Hop tanzen
Historisches sammeln
Holzarbeiten

Homöopathie
Homepage herstellen
Hörbücher
Horoskope
Hunde
Hypnose
Indianer
Instrumentalmusik
Internet
Jagd
Jagdhunde
Jazz
Jenseitskontakte
Jongleur
Jugendarbeit
Kalligraphie
Kampfsport
Kanu
Karaoke
Karikaturen
Karma
Karneval
Karten legen
Kartenspiele
Katzen
Kegeln
Keramik
Kinderschminken
Kinesiologie
Klangschalen
Kleidung nähen
Klettern
Klöppeln
Kochen
Komiks
Körperarbeit
Körperbemalung
Kosmetik
Kraftsport
Kräuter
Kreatives

Kunst
Kunsthandwerk
Kurzreisen
Latein
Laufsport
Lebenshilfen
Licht
Limousinen
Literatur
Magazine
Magie
Malerei
Mambo
Mandalas
Manga zeichnen
Marine
Marionetten
Massagen
Messer sammeln
Mittelalter
Möbel
Mode der ??er Jahre
Modellautos
Modellbau
Modelleisenbahn
Modellflugsport
Modeschmuck
Mosaik
Motorrad
Motorsport
Mountainbike
Münzen sammeln
Mundmalerei
Museen
Musik machen
Musikinstrumente
Musiktherapie
Mythologie
Nagel-Kunst
Nähen
Natur

Naturheilkunde
Nordic Walking
Numerologie
Ölmalerei
Oldtimer
Orakel
Origami
Outdoorsport
Paartanz
Paddeln
Paintball
Papierfalten
Parapsychologie
Partnersuche
Party
Pastell-Malerei
Patchwork
Pferde
Pflanzen
Piercingschmuck
Plastikmodellbau
Pokale
Pop
Preisausschreiben
Psychologie
Punk
Puppen
Puppenstuben
Radio
Radsport
Radwandern
Rafting
Rätsel
Recyclingkünstler
Reiki
Reinkarnation
Reisen
Reiten
Religionen
Reparaturen
Reptilien

Restaurants
Restauration
Rock
Rollenspiele
Römer, antike
Sachbücher
Salsa
Sänger, berühmte
Schach
Schamanismus
Schiffsmodelle
Schmuck sammeln
Schmuck basteln
Schnitzen
schottische Musik
Schrebergarten
Schreiben (Gedichte)
Schützenvereine
Science Fiction
Segelfliegen
Seidenmalerei
Seifenblasenshow
Servietten-Falten
Shopping
Showtanz
Singlebörsen
Song-Texter
Spiele
Spielzeuge
Spiritismus
Sport
Sprachen lernen
Sprachreisen
Städtereisen
Sticken
Straßenmalerei
Striptease-Tanz
Sudoku
Tango
Tantra
Tanzen

Taschen anfertigen
Tattoos
Tauchen
Teamsport
Technik
Teddybären
Teesorten
Telefonieren
Tennis
Terraristik
Thankas
Theater
Tiere
Tierhaltung
Tischtennis
Töpfern
Traktoren
Traumdeutungen
Traumfänger basteln
Trekkingreisen
Trommeln
Trucks
Tuning
TV
Übersinnliches
Überraschungs-Ei
Uhren sammeln
Ungewöhnliches
Urlaub planen
Vampire
Vereine
Vögel
Volkstanz
Wahrsagungen
Wandern
Wandmalerei
Wassersport
Weihnachten
Weinsorten
Weiterbildung
Wellness
Westernreiten
Wettervorhersage
Wintersport
Witze
Workshops
Yoga
Zauberei
Zinnfiguren

KÖRPERLICHE KRANKHEITEN, DIE DEPRESSIONEN VORTÄUSCHEN

Wenn Sie dieses Buch bis hierher durchgearbeitet haben, alle Ratschläge beachtet und alle Methoden (ggf. einschließlich antidepressiver Medikation) befolgt haben und es Ihnen noch immer grottenschlecht geht, Sie sich weiterhin schlapp und kraftlos fühlen und keine Motivation haben, etwas Sinnvolles zu unternehmen, dann leiden Sie möglicherweise gar nicht unter einer Depression oder einem Burnout, sondern unter einer körperlichen Erkrankung.

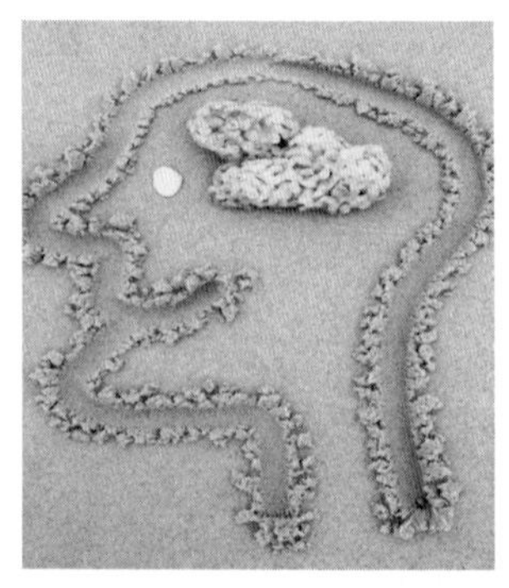

Die eben aufgezählten Symptome sind nicht zwangsläufig psychisch bedingt. Es gibt eine Fülle von körperlichen Krankheiten, die eine Depression vortäuschen. Findet man die somatische Ursache, dann verschwindet in der Regel die emotionale Symptomatik spontan.

Gerade kürzlich wurde ein Patient zu mir überwiesen mit der Verdachtsdiagnose einer mittelschweren Depression. Er war Mitte 30 J. alt, glücklich verheiratet mit einer sehr sympathischen und attraktiven Frau, das Paar hatte ein gesundes, munteres Kind, sein Job war völlig OK. Der Patient war aber ständig missmutig, hatte keine Motivation mehr zum Arbeiten und verbrachte das Wochenende auf der Couch, statt mit Frau oder Kind etwas zu unternehmen. Am meisten nervte ihn selbst seine Reizbarkeit, die schon seine Ehe in Gefahr gebracht hatte. Auf intensive Nachfrage stellten wir fest, dass er schon seit mehreren Jahren unter leichter Übelkeit litt und Neigung zu Durchfall, Schwindel und Kopfschmerzen hatte und sich insgesamt in seinem Körper nicht wohl fühlte. Nicht wirklich schlimm, aber belastend, da es ihm eigentlich immer nur *„ein bisschen schlecht"* ging. Das Ganze wohlgemerkt schon seit Jahren. Die Übelkeit begann stets morgens nach dem Frühstück und relativ rasch kam bei mir der Verdacht auf eine Gluten-Intoleranz auf. Er wurde zur Gastroenterologie geschickt, wo das kurze Zeit später bestätigt werden konnte. Heute hält der Patient eine Diät und es geht ihm nicht nur körperlich, sondern auch psychisch wieder rundum prima.

Hier gilt der Grundsatz, dass psychische Erkrankungen fast immer aus einem belastenden, konfliktreichen Lebensumfeld mit traumatisierenden Erfahrungen resultieren. Wenn jemand mit seinem Leben völlig zufrieden ist, einen prima Job hat, einen tollen Partner und alles rund läuft und dann plötzlich kommt es zu depressiven Symptomen mit Schlappheit, Unlust, Motivationslosigkeit und emotionaler Instabilität ohne eine wirklich nachvollziehbare psychosoziale Ursache, dann verbirgt sich in vielen Fällen eine körperliche Erkrankung dahinter. Hier sollte man auf typische Begleitsymptome achten wie etwa leichter Temperaturanstieg, Schmerzen, körperliches Unwohlsein, Verdauungsbeschwerden, Kopfdruck oder Schwindel.

Generell lassen sich an körperlichen Ursachen für psychische Entgleisungen bestimmte Gruppen unterscheiden: infektiöse, genetische, endokrine, metabolische und neurologische Störungen. Hinzu kommen Organerkrankungen, so wird das Gehirn etwa bei Blutarmut, Herzschwäche oder Lungenfunktionsstörungen nicht ausreichend versorgt, was zu einer Fülle von kognitiven Störungen führen kann. Nicht vergessen darf man, dass schwere und chronische körperliche Krankheiten, etwa Krebs, Multiple Sklerose, Rheuma, Neurodermitis, ständige Rücken- oder Kopfschmerzten, auf die Dauer auch die Persönlichkeit eines Menschen verändern und z. B. zu Depressionen oder aber auch zu Reizbarkeit und Stimmungslabilität führen können.

Das Fachgebiet, das sich mit der Überlappung zwischen psychischen und körperlichen Erkrankungen befasst, nennt sich „Somatopsychologie". Hierzu gibt es ein ausführliches Buch von mir, in dem über 400 körperliche Erkrankungen systematisch zusammengetragen wurden, die emotionale Störungen verursachen. Wer sich mehr mit dem Thema beschäftigen möchte, sei auf dieses Buch verwiesen. Es ist immer lohnenswert, nach solchen körperlichen Ursachen zu forschen, wenn eine Stimmungsverschlechterung eigentlich ohne verursachende Lebensumstände eingetreten ist und wenn Kraftlosigkeit und ein unklares Gefühl von Schlappheit die vorherrschenden Symptome sind. Außerdem wirken Antidepressiva bei diesen Patienten erfahrungsgemäß praktisch gar nicht. Die antidepressive Medikation erhöht ja den Serotoninspiegel im Gehirn, der aber gar nicht zu niedrig ist; das Problem bei den somatisch verursachten psychischen Störungen liegt ja darin, dass diese Menschen körperlich krank sind.

Ein typisches, allerdings seltenes Beispiel für eine genetisch-bedingte Erkrankung ist z. B. die Chorea Huntington. Sie wird dominant vererbt, wobei die Krankheit aber meist erst um das 40. Lebensjahr herum ausbricht. Typisch ist eine emotionale Instabilität der Betroffenen, mit häufiger Aggressivität aber auch Depressivität. Oft erst Jahre später, wenn dann die Bewegungsstörungen eintreten, erkennt man, dass es sich um eine Chorea handelt.

Viel häufiger aber sind es Hormonstörungen, die für Stimmungslabilität verantwortlich sind. Bei Frauen sind vor allem das prämenstruelle Syndrom, die prämenstruelle dysphorische Störung, das Östrogendominanzsyndrom, die Wochenbett-Depression und die Wechseljahres-Depression bekannt. Mehrerer Patienten hatte ich in meiner Praxis, bei denen eine Hormonspirale Depressionen und Ängste ausgelöst hat.

Besonders Hormonstörungen der Schilddrüse verursachen nahezu immer emotionale Entgleisungen. Patienten mit einer Schilddrüsenüberfunktion wirken ständig unruhig aggressiv, leicht reizbar, sie schlafen wenig und werden nicht dicker, obwohl sie viel essen. Menschen, die unter einer Schilddrüsen-Unterfunktion leiden, sind genau gegenteilig; sie fühlen sich motivationslos, apathisch, ständig müde und kraftlos und werden immer dicker, obwohl sie kaum etwas essen. Eine durchaus nicht seltene Form, die überwiegend bei Frauen auftritt, ist die Hashimoto-Thyreoiditis. An nächster Stelle der Liste folgen dann Erkrankungen der Nebennieren, hier wären zu nennen: Addison-Krankheit, Cushing-Syndrom oder das Adrenal Fatigue Syndrom (Nebennieren-Insuffizienz).

Letztlich ist unser Gehirn ausschlaggebend dafür, was wir denken und wie wir uns fühlen. Logischerweise führen dann auch Erkrankungen des Gehirns wie z. B. Schädel-Hirn-Traumen, Schlaganfälle, Entzündungen des Gehirns und Demenzen zu Persönlichkeitsveränderungen. Weitere typische Hirnschädigungen, die auch mit psychischen Störungen einhergehen können, sind z. B. Alzheimer Demenz, Arteriosklerotische Demenz, Borreliose, Chronic Fatigue Syndrom, Creutzfeldt-Jakob-Erkrankung, Frontalhirnschäden, Enzephalopathien, Parkinsonismus, postenzephalitisches Syndrom oder etwa die Lewy-Body-Demenz.

Daneben gibt es unzählige weitere körperliche Krankheiten, die zu einer Symptomatik führen, die einer Depression gleicht wie ein Ei dem anderen. Blutarmut (Anämie) ist ein klassisches Beispiel; die Patienten fühlen sich schlapp, müde, können nichts mehr leisten. Auch Herzerkrankungen oder Atemwegerkrankungen wie z. B. Asthma können zu dieser Symptomatik führen. Andere Erkrankungen, bei denen man Depressionen als Sekundärfolge antrifft, sind etwa: Amyotrophe Lateralsklerose, Dialyse-Enzephalopathie, Fybromyalgie, Funikuläre Myelose, Krebserkrankungen, Mukoviszidose, Multiple Sklerose, Narkolepsie oder Neurodermitis.

Unzählige Medikamente können als unerwünschte Nebenwirkungen zu psychischen Veränderungen führen. Besonders bekannt ist dies von den Antikonvulsiva, d. h. Medikamenten, die gegen epileptische Anfälle eingesetzt werden. Außerdem stehen folgende Medikamente im Verdacht, Depressionen auszulösen oder zumindest zu unterstützen: Anti-Parkinsonmittel, Cortison, Neuroleptika, Schilddrüsen-Medikamente und Zytostatika, d. h. Medikamente gegen eine Krebserkrankung. Dies sind nur Beispiele, ausführliche Listen finden sich in meinem Buch über „Somatopsychologie".

Infolge von Alkohol, Drogen und Aufnahme von Giften kann es natürlich ebenso zu einer depressiven Symptomatik kommen. Drogen-Junkies z. B. zerstören im Lauf der Zeit ihr Motivations-Zentrum im Gehirn und können dann nur noch Glück empfinden, wenn sie die Droge zu sich nehmen. Auch Arbeiter, die im Verlauf ihrer Berufstätigkeit toxische Substanzen aufgenommen haben, etwa Blei, Quecksilber, Pestizide, Cadmium usw. geraten oft in einen depressionsähnlichen Zustand, der letztlich nur auf der Vergiftung von Körper und Gehirn beruht.

Man könnte annehmen, dass es zumindest zwei Gruppen depressiver Patienten gibt. Bei der einen Gruppe hat die Depression überwiegend psychosoziale Ursachen und zieht wenig körperliche Komponenten nach sich, bei der anderen Gruppe ist die körperliche Symptomatik ausschlaggebend und der ständige Zustand von Abgeschlagenheit mündet dann in eine Depression. Diese Zweiteilung ist aber zu simpel, denn beide Bereiche beeinflussen sich gegenseitig. Auch Patienten mit schweren Formen einer Depression zeigen körperliche Veränderungen im Blutbild und besonders im Immunsystem.

Depressionen werden heute immer weniger einzig auf eine Störung der Serotonin-Balance im Gehirn zurückgeführt, sondern zunehmend mehr auf Störungen des Hypothalamus-Hypophysen-Nebennieren-Systems, kurz meist als „Stress-Achse" bezeichnet, da es unter subjektiv wahrgenommener Gefahr besonders aktiv wird. „*Adrenal Fatigue*" ist eine depressionsähnliche Symptomatik, sie beruht auf einer klinisch noch nicht auffälligen Schwäche der Nebennieren als Folge von chronischem Stress. Als Anpassung an bedrohliche Situationen produziert die Nebenniere zunächst vermehrt Adrenalin und Cortisol, aber weniger Sexualhormone wie z. B. Testosteron. Nach Jahrzehnten des chronischen Stress bricht das System in sich zusammen, die Hormonproduktion der Nebennieren vermindert sich rapide. Typische Symptome sind Schlafstörungen, Schwindel, Unterzuckerung, Erschöpfung, Konzentrationsdefizite, Leistungsversagen, Depressionen, Potenzschwierigkeiten und Libidoverlust. Weitaus schwerer ist die Symptomatik beim chronischen Erschöpfungssyndrom (CFS, *Chronic Fatigue Syndrome*), bei dem die Patienten im Verlauf von Jahren immer weiter abbauen, bis sie schließlich von organisch nicht-erklärbaren Schmerzen so erschöpft sind, dass sie fast nur noch im Bett zu liegen vermögen.

Neben verminderten Neurotransmittern und der Hypothalamus-Hypophysen-Nebennieren-Achse ist in den letzten Jahren das Immunsystem verstärkt in den Focus der Suche nach den Ursachen von Burnout, Depression und Erschöpfungssyndrom geraten. Jemand, der krank ist, zeigt ein typisches Krankheitsverhalten, im Englischen als *„sickness behaviour"* bezeichnet, das unter anderem auch Symptome umfasst, die einem depressiven Erschöpfungszustand in vieler Hinsicht stark ähneln.

Bereits ein lapidarer grippaler Infekt bewirkt psychische Veränderungen. Wenn Krankheitskeime in den Körper eingedrungen sind, verständigen die frei beweglichen Zellen des Immunsystems sich via Ausschüttung von Immun-Botenstoffen, die dazu dienen, um Zellen der Krankheitsabwehr (z. B. Lymphozyten) zu aktivieren. Es gibt aber auch im Gehirn, bevorzugt im Limbischen System, Empfangsstationen dafür. Sobald das Zentrale Nervensystem (ZNS) Kenntnis davon hat, dass das körpereigene Abwehrsystem sich hochfährt, produziert es das typische Krankheitsgefühl. Biologisch macht das Sinn, denn auch die mit Vernunft nicht gesegneten Tiere musste Mutter Natur dazu bringen, sich im Krankheitsfall auszuruhen. Im Liegen und unter Ruhe funktioniert das Immunsystem deutlich besser; bei Arbeit und insbesondere unter Stress wird es gedrosselt. Also zwingt unser Nervensystem uns im Krankheitsfall durch unangenehme Gefühle des Unwohlseins dazu im Bett zu bleiben. Zusätzlich sorgen massive Konzentrationsstörungen dafür, dass wir ohnehin kaum etwas Sinnvolles abarbeiten können. Und unter einer beginnenden Infektion neigen die meisten Menschen zum Rückzug aus dem sozialen Umfeld, dies könnte den biologischen Sinn haben, die Ausbreitung der Erkrankung durch Ansteckung einzudämmen.

Zellen des Immunsystems (z. B. Lymphozyten oder Makrophagen) sind frei beweglich und flottieren durch den Körper; sie müssen sich irgendwie untereinander verständigen und im Krankheitsfall auch das Gehirn darüber infor-

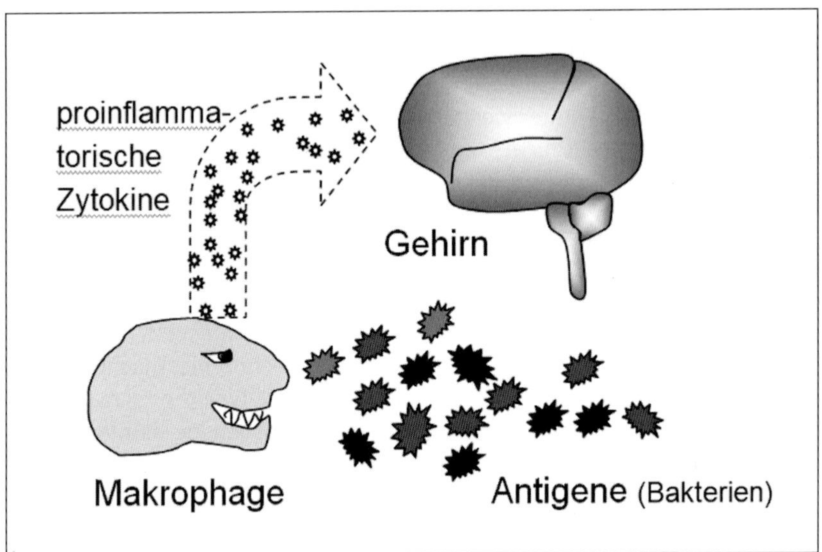

Makrophagen gehören mit zur Polizei des Körpers. Hier entdeckt ein Makrophage in den Körper eingedrungene Bakterien, er greift diese Antigene an, gleichzeitig schüttet er pro-inflammatorische Zytokine aus, diese Botenstoffe informieren das restliche Immunsystem von der drohenden Gefahr. Die Botenstoffe wirken auch im Gehirn, das nun auf „Krankheitszustand ***(„sickness behavior")*** *umschaltet und dafür sorgt, dass wir uns miserabel fühlen, nicht mehr leistungsfähig sind und uns am liebsten ins Bett legen möchten.*

mieren, dass ein Keim in den Körper eingedrungen ist. Hierzu dienen sogenannte „Zytokine", das sind Botenstoffe, die unter anderem Differenzierung und Wachstum von Zellen steuern. Sie sind die Postboten des Abwehrsystems und werden von Zellen des Immunsystems produziert. Hierzu gehören unter anderem Interferone, Interleukine und der Tumor-Nekrose-Faktor, der Krebszellen markiert.

Man unterscheidet zwei Arten solcher Botenstoffe: 1. Die pro-inflammatorischen Zytokine führen zu einer Aktivierung des Immunsystems, sie fördern Entzündungen. 2. Die anti-inflammatorischen Zytokine bremsen die Immunreaktion, was logisch und sinnvoll ist, da der eingedrungene Keim (Antigen) irgendwann besiegt worden ist und keine Notwendigkeit mehr besteht, dass das Abwehrsystem hochgradig kampfbereit bleibt. Ganz im Gegenteil, bei einem hochgefahrenen Immunsystem besteht immer das Risiko, dass das eigene Abwehrsystem körpereigene Zellen angreift, was ja bei Autoimmun-Erkrankungen wie z. B. Multipler Sklerose oder Rheuma der Fall ist. Daher muss der Körper das Abwehrsystem irgendwann wieder dämpfen.

Das Immunsystem fährt sich im günstigen Fall hoch, wenn Bakterien, Viren oder Pilze in den Körper eingedrungen sind, es vermehrt dann diejenigen Zellen, die in der Lage sind, diese Antigene anzugreifen und fährt sich anschließend selbst wieder herunter, wenn es den Eindruck hat, dass der Feind besiegt wurde. Leider klappt das nicht immer so reibungslos.

Problematisch werden die Auswirkungen eines aktivierten Immunsystems zum Beispiel, wenn die Entzündung chronisch geworden ist. Auch minimale Entzündungen, die sich irgendwo im Körper versteckt haben und kaum körperliche Schmerzen verursachen, sorgen dafür, dass der Patient sich ständig elend fühlt, keine Kraft mehr hat, morgens wie gerädert aufsteht, häufig unter Kopfschmerzen leidet, auf der Arbeit zunehmend mehr Fehler macht und sich aus dem sozialen Umfeld immer weiter zurückzieht. Typische Erkrankungen sind z. B. Zahnwurzelentzündungen, chronische Nasennebenhöhlenvereiterungen (Sinusitis), häufige Harnwegsinfekte, Lyme-Borreliose usw. Wenn die Ärzte dann die Ursache solcher oft schleichend verlaufenden Erkrankung nicht korrekt diagnostizieren und behandeln, wird der Patient aufgrund seiner dauerhaften Ruhebedürftigkeit nicht selten mit Verdacht auf Burnout, Depression oder Erschöpfungssyndrom zum Psychotherapeuten geschickt.

Versteckte oder nicht richtig auskurierte Erkrankungen führen dazu, dass das Immunsystem ständig stimuliert wird, da noch als gefährlich empfundene Stoffe im Körper sind, andererseits greifen irgendwann die Helferzellen ein, die versuchen die Abwehr wieder herunterzufahren. Das System kommt durcheinander, da es quasi gleichzeitig versucht sich hoch- und wieder herunterzufahren. Für den Patienten wechseln in rascher Folge hoffnungsvolle gute Stunden oder Tage mit Phasen in denen es ihm wieder grottenschlecht geht.

Der Weg ist offenbar bidirektional, d. h. chronische Entzündungen oder Autoimmunerkrankungen mit ständiger Ausschüttung von Zytokinen führen zu depressionsähnlichem Verhalten und Depressionen führen zu höherer Erkrankungswahrscheinlichkeit. Kranke zeigen also depressionsähnliche Symptome; umgekehrt werden depressive Patienten leichter krank. Man geht von einer Schleife aus, die sich selbst immer weiter verstärkt.

Warum werden Depressive leichter krank? Menschen, die unter Depressionen leiden, haben zunächst meist einen hohen Cortisolspiegel. Cortisol gehört zu den von der Nebenniere ausgeschütteten Botenstoffen; es handelt sich um eines der typischen Stresshormone und aktiviert in einer Fliehe-oder-Kämpfe-Situation (*flight&fight*) letzte Energiereserven des Körpers. Da die Gefühle der Schlappheit als Folge eines aktivierten Immunsystems massiv stören, wenn ein Neandertaler gerade mit einem Säbelzahntiger um sein nacktes Leben kämpfen muss, wird das Immunsystem seit Hunderttausenden von Jahren im Kampf

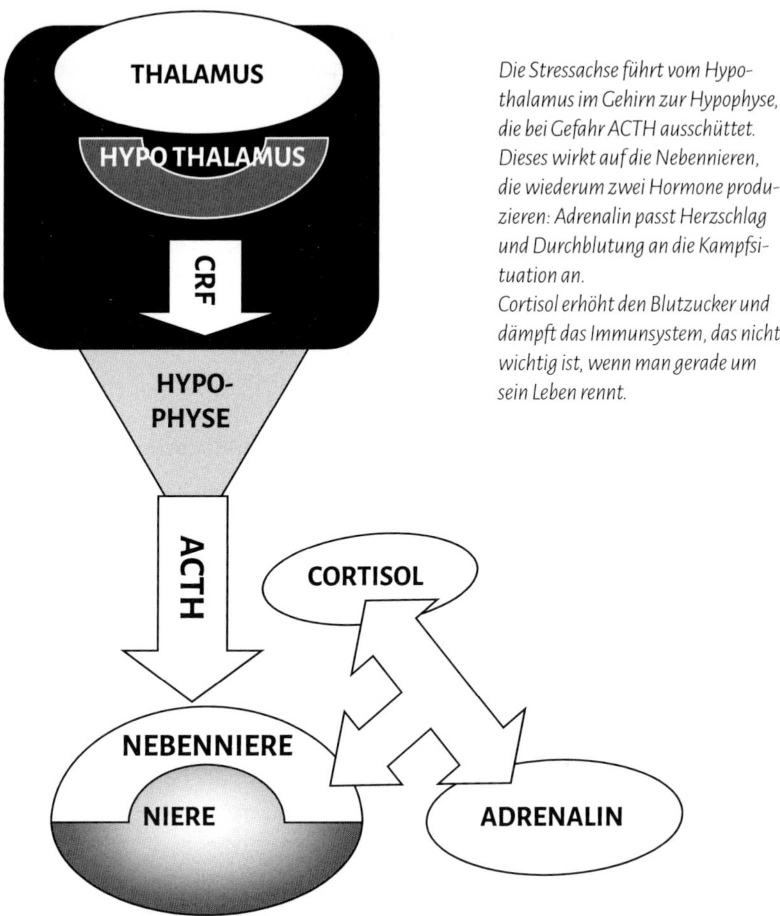

Die Stressachse führt vom Hypothalamus im Gehirn zur Hypophyse, die bei Gefahr ACTH ausschüttet. Dieses wirkt auf die Nebennieren, die wiederum zwei Hormone produzieren: Adrenalin passt Herzschlag und Durchblutung an die Kampfsituation an.
Cortisol erhöht den Blutzucker und dämpft das Immunsystem, das nicht wichtig ist, wenn man gerade um sein Leben rennt.

durch Cortisol gedrosselt. Trotz Krankheit funktioniert man in einer Stress-Situation durchaus noch.

Stress ist ja seit Aufkommen der Psychosomatik ein Erklärungsmodell für viele Erkrankungen im Übergangsfeld von Körper und Seele. Erste Daten belegten, dass Stress eine Unterdrückung des Immunsystems zur Folge hat. Diese erste Annahme war jedoch zu einfach, denn leichter Stress führte in Experimenten sogar zu einer Verbesserung der Immunantwort. Weitere Theorien unterschieden dann zunächst den angenehmen „Eustress", der das Immunsystem aktiviert vom belastenden „Disstress", der eine unterdrückende Wirkung aus das Abwehrsystem hat.

Stressbelastete Lebensereignisse führen zu verschiedenen physiologischen Veränderungen insbesondere in der Hypophysen-Nebennieren-achse. Die klinische Erfahrung lehrt aber, dass Menschen erhebliche berufliche und private Belastungssituationen über Jahre und Jahrzehnte hinweg wegstecken können, ohne depressiv zu werden. Typischerweise erkranken sie dann an einer körperlichen Störung und kommen danach nicht mehr „auf die Füße". Stress alleine reicht also nicht. Im Sinne des Multikausalitätsprinzips entgleist das System erst in der Addition mit einer körperlichen Störung dann nach dem Prinzip umfallender Dominosteine.

Die Daten aktueller Studien deuten darauf hin, dass es eine Gruppe von Menschen gibt, die ein hohes Risiko haben, in stressigen Lebenssituationen deutlich mehr pro-inflammatorische Zytokine zu produzieren und damit anfälliger für eine Depression werden. Woher stammt diese Überempfindlichkeit?

In einer Längsschnittstudie konnte gezeigt werden, dass Kindesmisshandlung und -missbrauch in der Vorgeschichte des Patienten sogar noch rund 30 Jahre später in Form stark erhöhter Level von pro-inflammatorischen Markern nachgewiesen werden konnte. Depressive Männer, die in ihrer Kindheit traumatische Erlebnisse erlitten hatten und dann Jahrzehnte später in einem Experiment einem psychosozialen Stressor ausgesetzt wurden, zeigten im Vergleich zu der psychisch gesunden Gruppe eine signifikant höhere pro-inflammatorische Reaktion auf diesen Stress.

Angenommen wird zur Zeit, dass sich aufgrund frühkindlicher traumatischer Erlebnisse eine Kaskade herausbildet, die später zur Depression führt.

Der Mensch ist ein biologisches Wesen, in dem jeder Teil des Körpers mit jedem anderen verbunden ist. Die aktuelle Forschung zeigt, dass wir die psychischen Anteile nicht von den körperlichen trennen können, beides bedingt sich gegenseitig und unterstreicht damit eine Weisheit, die die antiken Römer schon vor rund zweitausend Jahren aufgeschrieben haben: „*Mens sana in corpore sano*" oder: Ein gesunder Geist in einem gesunden Körper. Vielleicht hilft Ihnen dieses Buch, beides zu erreichen.

Danksagung

Ich danke Frau Balke-Schmidt vom verlag modernes lernen für die Möglichkeit, dieses Buch zu publizieren und für die hervorragende Zusammenarbeit. Außerdem möchte ich Frau Veronika Gmelin meinen Dank aussprechen für die vielen Hinweise, das Manuskript von diesem Buch zu verbessern. Mein Dank gilt auch Frau N. P. für ihre Gedichte und die kritische Durchsicht meiner Texte. Ganz besonders lieben Dank an alle Patienten, die mir durch ihre Rückmeldung geholfen haben, im Lauf von Jahrzehnten die Spreu vom Weizen zu trennen und die hier geschilderten Methoden zur Bekämpfung einer Depression zu entwickeln und stetig weiter zu verbessern.

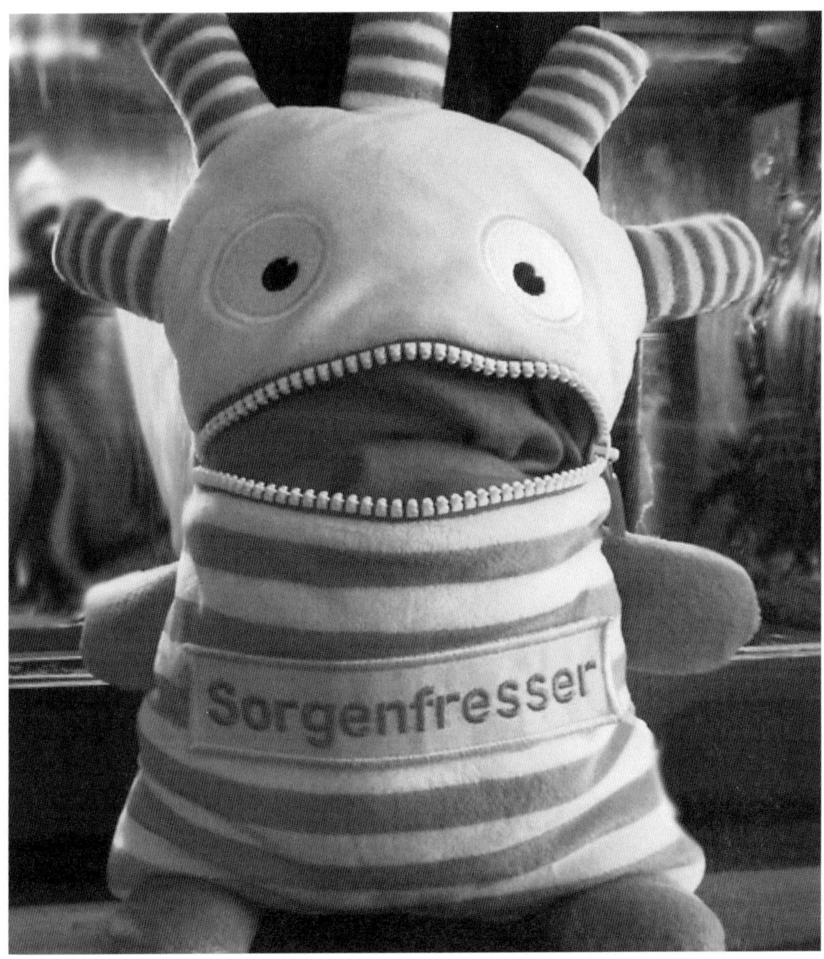

Raum für Notizen

Raum für Notizen

Raum für Notizen